现代实用医学技术与临床应用系列

ZHONGYI TESE LIAOFA YU YAN'AN JIEXI

中医特色疗法与验案解析

李志强　李冬梅　刘　静
邱健全　王江花　王传侠　主编

中山大学出版社
SUN YAT-SEN UNIVERSITY PRESS
·广州·

版权所有　翻印必究

图书在版编目（CIP）数据

中医特色疗法与验案解析／李志强等主编． -- 广州：中山大学出版社，2024.8. （现代实用医学技术与临床应用系列）．-- ISBN 978-7-306-08206-0

Ⅰ．R242

中国国家版本馆 CIP 数据核字第 2024LL0972 号

出 版 人：	王天琪
策划编辑：	谢贞静
责任编辑：	谢贞静
封面设计：	曾　斌
责任校对：	刘　丽
责任技编：	靳晓虹
出版发行：	中山大学出版社
电　　话：	编辑部 020-84111996，84113349，84111997，84110779
	发行部 020-84111998，84111981，84111160
地　　址：	广州市新港西路 135 号
邮　　编：	510275　　　　传　真：020-84036565
网　　址：	http://www.zsup.com.cn　　E-mail:zdcbs@mail.sysu.edu.cn
印 刷 者：	广东虎彩云印刷有限公司
规　　格：	787mm×1092mm　1/16　10 印张　276 千字
版次印次：	2024 年 8 月第 1 版　2024 年 8 月第 1 次印刷
定　　价：	42.00 元

如发现本书因印装质量影响阅读，请与出版社发行部联系调换

编 委 会

主 编 李志强　李冬梅　刘　静　邱健全　王江花　王传侠

副主编 李　慧[1]　贾鹏飞　李晓燕　王　龙　丁　喆
　　　　　谢文皎　杨　宁　李佳迅　杨桥榕　杨国玉

编 委 (按姓氏笔画排序)
　　　　丁　喆　　昆明市中医医院
　　　　王　龙　　大同市中医医院
　　　　王传侠　　德州市立医院
　　　　王江花　　长治医学院附属和平医院
　　　　刘　静　　包头市蒙医中医医院
　　　　刘瑞林　　河南中医药大学第一附属医院
　　　　李　慧[1]　泰安市中心医院市立院区
　　　　李　慧[2]　辽宁中医药大学附属医院
　　　　李东升　　沈阳市中医院
　　　　李冬梅　　辽宁中医药大学附属医院
　　　　李志强　　临沂市人民医院
　　　　李忻红　　辽宁中医药大学附属医院
　　　　李佳迅　　战略支援部队兴城特勤疗养中心疗养一科
　　　　李晓燕　　海南省安宁医院
　　　　杨　宁　　郑州人民医院
　　　　杨国玉　　中国人民解放军北部战区总医院
　　　　杨桥榕　　广州市中西医结合医院
　　　　邱健全　　广东省揭阳市济众园中医外治研究院
　　　　何　佳　　辽宁中医药大学附属第四医院
　　　　宋春雪　　辽宁中医药大学附属第四医院
　　　　张　洪　　辽宁中医药大学附属第四医院
　　　　林慧华　　辽宁中医药大学附属第四医院
　　　　项　瑛　　联勤保障部队大连康复疗养中心
　　　　赵云清　　辽宁中医药大学附属第四医院
　　　　贺明瑛　　益阳市中心医院
　　　　贾鹏飞　　呼和浩特市赛罕区贾鹏飞中医诊所
　　　　晁利芹　　河南中医药大学
　　　　谢文皎　　昆明市中医医院

前 言

随着健康观念和医学模式的转变,中医药越来越显示出其独特的优势。党的十九大报告中强调要坚持中西医并重,扶持中医药和民族医药事业发展,这为中医药事业的发展指明了方向。中医学作为中医药学的重要组成部分,也被赋予了更深刻的内涵和更广阔的外延。中医"临病人问所变""切脉、望色、听声、写形、言病之所在",诊治患者疾病,以人为本,通过问患者、切脉、望色、听声,工、巧、神、圣,四诊和"写形",司外揣内,见微知著,从而达到确切地诊断、辨证论治的目的。本书整理和发掘了中医学的宝贵财富,博采众长,广收博蓄,提炼精华,实践临床,顺应了中医药事业前进的步伐,提升中医队伍的服务水平,继承和发扬中医护理理论。本书是可供中医临床工作者自修研读、借鉴参考的书,使读者真正做到开卷有益。

全书主要涉及中医常见病常见诊疗方法。我们在选择病种时,摒弃了面面俱到,精选了临床最常见的疾病种类,以达到浓缩精华、科学实用的目的。重点介绍常见辨证分型、病情观察要点、中医饮食、中药使用等,着重体现中医特色常见疾病以及部分常见疾病的医案等内容。

在编写过程中,我们参阅了大量相关教材、书籍及文献,反复进行论证,力求做到有理有据、准确使用,与临床紧密结合。"工欲善其事,必先利其器",我们期盼此书能够为制定中医决策提供参考和依据,成为广大中医临床医师可以信赖的工具书。在即将付梓之际,对先后为此书付出努力的同志表示诚挚的感谢!尽管我们已尽心竭力,但错漏在所难免,恳请读者不吝指正。

编者

目 录

第一章 中医诊法与中医治未病 1
　第一节 中医诊法 1
　第二节 中医治未病 11
第二章 心血管系统疾病 26
　第一节 高血压 26
　第二节 冠心病 31
　第三节 心律失常 36
　第四节 心房颤动 40
第三章 呼吸系统疾病 44
　第一节 咳嗽 44
　第二节 哮病 58
第四章 消化系统疾病 69
　第一节 慢性胃炎 69
　第二节 功能性消化不良 84
第五章 神经系统疾病 92
　第一节 短暂性脑缺血发作 92
　第二节 脑梗死 102
第六章 风湿免疫系统疾病 113
　第一节 痛风 113
　第二节 行痹 122
第七章 医案撷英 130
　第一节 口疮 130
　第二节 口臭 132
　第三节 耳鸣 134
　第四节 口干口苦 135
　第五节 黄褐斑 137
　第六节 不寐 139
　第七节 虚劳 141
　第八节 郁证 144
　第九节 痹症 146
　第十节 淋证 148
　第十一节 盗汗、自汗 150
参考文献 152

第一章

中医诊法与中医治未病

第一节 中医诊法

诊法是中医诊察和收集疾病有关资料的基本方法，包括望、闻、问、切四种，简称"四诊"。

人体是一个有机的整体，人体皮、肉、脉、筋、骨、经络与脏腑息息相关，而以脏腑为中心，以经络通联内外，外部的征象与内在的脏腑功能关系密切，因而通过审察其外部征象，可以探求疾病的本质。发生疾病，往往在机体外部也会发生某些微细的变化，通过望、闻、问、切四种诊察方法，全面收集临床上这些变化的资料，并加以综合分析，才能对病证作出准确判断，进而为辨证治疗打下基础。

一、望诊

望诊，是医生运用视觉观察患者的神色形态、局部表现，舌象、分泌物和排泄物色质的变化来诊察病情的方法。望诊应在充足的光线下进行，以自然光线为佳。

（一）全身望诊

全身望诊主要是望患者的精神、面色、形体、姿态等，从而对病性的寒热虚实，病情的轻重缓急，形成总体的认识。

1. 望神

神，广义是指高度概括的人体生命活动的外在表现，狭义是指神志、意识、思维活动。望神即是通过观察人体生命活动的整体表现来判断病情。

（1）得神：多见精力充沛，表现为神志清楚、表情自然、言语正常、反应灵敏、面色明润含蓄、两目灵活明亮、呼吸顺畅、形体壮实、肌肉丰满等。

（2）少神：多见神气不足，表现为精神倦怠、动作迟缓、气短懒言、反应迟钝、面色少华等。

（3）失神：表现为神志昏迷，或烦躁狂乱，或精神萎靡；目睛呆滞或晦暗无光，转动迟钝；形体消瘦，或全身水肿；面色晦暗或鲜明外露；或呼吸微弱，或喘促鼻扇，甚则猝然倒仆、目闭口开、手撒遗尿，或撮空理线、寻衣摸床等。

（4）假神：多见于大病、久病、重病之人，本表现为精神萎靡、面色晦暗、声低气弱、懒言少食，病未好转，突见精神转佳、两颊色红如妆、语声清亮、喋喋多言、思食索食等；也称为回光返照、残灯复明。

2. 望色

望色是指通过观察皮肤色泽变化来了解病情的方法，能了解脏腑功能状态和气血盛衰、病邪的性质及邪气部位。

(1) 常色：正常的面色与皮肤色，包括主色与客色。

　A. 主色：终生不变的色泽。

　B. 客色：受季节、气候、生活和工作环境、情绪及运动的因素影响所致气色的短暂性改变。

(2) 病色：病色包括五色善恶与五色变化。五色善恶主要通过色泽变化反映出来，明润光泽而含蓄为善色；晦暗枯槁而显露为恶色。五色变化主要表现为青、赤、黄、白、黑五色的变化，主要反映主病、病位、病邪性质和病机。

　A. 青色：主寒证、痛证、惊风、血瘀。

　B. 赤色：主热。

　C. 黄色：主湿、虚、黄疸。

　D. 白色：主虚、寒、失血。

　E. 黑色：主肾虚、水饮、瘀血。

3. 望形体

形体指患者的外形和体质。

(1) 胖瘦：主要反映阴阳气血的偏盛偏衰的状态。

(2) 水肿：面浮肢肿而腹胀为水肿证；腹胀大如裹水，脐突、腹部有青筋是臌胀之证。

(3) 瘦瘪：大肉消瘦，肌肤干瘪，形肉已脱，为病情危重之恶病质。小儿发育迟缓，面黄肌瘦，或兼有胸廓畸形、前囟迟闭等，多为疳积之证。

4. 望动态

动态指患者的行、走、坐、卧、立等体态。

(1) 动静：阳证、热证、实证者多以动为主；阴证、寒证、虚证者多以静为主。

(2) 咳喘：呼吸气粗，咳嗽喘促，难于平卧，坐而仰首者，是肺有痰热，肺气上逆之实证；喘促气短，坐而俯首，动则喘甚，是肺虚或肾不纳气；身肿心悸，气短咳喘，喉中痰鸣，多为肾虚水泛，水气凌心射肺之证。

(3) 抽搐：多为动风之象。手足拘挛，面颊牵动，伴有高热烦渴者，为热盛动风。伴有面色萎黄，精神萎靡者，为血虚风动；手指震颤蠕动者，多为肝肾阴虚，虚风内动。

(4) 偏瘫：猝然昏仆，不省人事，偏侧手足麻木，运动不灵，口眼㖞斜，为中风偏枯。

(5) 痿痹：关节肿痛，屈伸不利，沉重麻木或疼痛者，多是痹证；四肢痿软无力，行动困难者，多是痿证。

（二）局部望诊

局部望诊是对患者的某些局部进行细致的观察，而了解病情的方法。

1. 望头面

头部过大过小均为异常，多由先天不足而致；囟门陷下或迟闭，多为先天不足或津伤髓虚；面肿者，或为水湿泛溢，或为风邪热毒；腮肿者，多为风温毒邪，郁阻少阳；口眼㖞斜者，或风邪中络，或为风痰阻络，或为中风。

2. 望五官

（1）望眼：眼部内应五脏，可反映五脏的情况。其中目眦血络属心，白睛属肺，黑睛属肝，瞳子属肾，眼胞属脾。望眼主要包括望眼神、色泽、形态的变化以了解人体气血盛衰的变化。

（2）望耳：主要反映肾与肝胆的情况。

（3）望鼻：主要反映肺与脾胃的情况。

（4）望口唇：主要反映脾胃的情况。

（5）望齿龈：主要反映肾与胃的情况。

3. 望躯体

见瘿瘤者，为肝气郁结，气结痰凝；见瘰疬者，为肺肾阴虚，虚火灼津，或感受风火时毒，瘀滞气血；项强者，为风寒外袭，经气不利，或为热极生风；鸡胸者，多为先天不足，或为后天失养；腹部深陷，多为久病虚弱，或为新病津脱；腹壁青筋暴露者，多属肝郁血瘀。

4. 望皮肤

主要观察皮肤的外形变化及斑疹、痘疮、痈疽、疔疖等情况。

5. 望毛发

主要观察色泽、分布及有无脱落等情况。

（三）望排出物

望排出物包括望排泄物和分泌物。如痰、涎、涕、唾，呕吐物，大小便等，通过观察性状、色泽、量的多少等辨别疾病的寒热虚实，脏腑的盛衰和邪气的性质。

（四）望小儿指纹

望小儿指纹适用于3岁以内的小儿，与成人诊寸口脉具有相同的诊断意义。小儿指纹是手太阴肺经的分支，按部位可分为风、气、命三关。示指第一节为风关，第二节为气关，第三节为命关。正常指纹为红黄隐隐于示指风关之内。其临床意义可概括为纹色辨寒热，即红紫多为热证，青色主惊风或疼痛，淡白多为虚证；淡滞定虚实，即色浅淡者为虚证，色浓滞者为实证；浮沉分表里，即指纹浮显者多为表证，指纹深沉者多为里证；三关测轻重，即指纹突破风关，显至气关，甚至显于命关，表明病情渐重，若直达指端称为"透关射甲"，为临床危象。

（五）望舌

舌诊对了解疾病本质，指导辨证论治有重要意义。

望舌时应注意光线充足，以自然光线为佳。患者应自然伸舌，不可太过用力。并注意辨别染苔。正常舌象可概括为淡红舌、薄白苔，即舌质淡红明润，胖瘦适中，柔软灵活；舌苔薄白均匀，干湿适中，不黏不腻，揩之不去。

1. 望舌质

（1）舌色：

A. 淡白舌：舌色红少白多，色泽浅淡，多为阳气衰弱或气血不足，为血不盈舌，舌失所养而致。主虚证、寒证。

B. 红舌：舌色鲜红或正红，多由热邪炽盛，迫动血行，舌之血脉充盈所致。主热证。

C. 绛舌：舌色红深，甚于红舌。主邪热炽盛，主瘀。

D. 青紫舌：色淡紫无红者为青舌，舌深绛而暗是紫舌，二者常常并见。青舌主阴寒，瘀血；紫舌主气血壅滞，瘀血。

（2）舌形：

A. 老嫩：舌质粗糙，坚敛苍老，主实证或热证，多见于热病极期；浮胖娇嫩，或边有齿痕，主虚证或寒证，多见于疾病后期。

B. 胖瘦：舌体肥大肿胀为胖肿舌，舌体瘦小薄瘪为瘦瘪舌。

C. 芒刺：舌乳头增生、肥大高起，状如草莓星点，为热盛之象。

D. 裂纹：舌面有裂沟，深浅不一，浅如划痕，深如刀割，常见于舌面的前半部及舌尖侧，多因阴液耗伤。

E. 齿印：舌边有齿痕印记称为齿痕舌，多属气虚或脾虚。

F. 舌疮：以舌边或舌尖为多，形如粟粒，或为溃疡，局部红痛，多因心经热毒壅盛而成。

G. 舌下络脉：舌尖上卷，可见舌底两侧络脉，呈青紫色。若粗大迂曲，兼见舌有瘀斑、瘀点，多为有瘀血之象。

（3）舌态：

A. 痿软：舌体痿软无力，伸卷不灵，多为病情较重。

B. 强硬：舌体板硬强直，活动不利，言语不清，称为舌强。

C. 震颤：舌体震颤抖动，不能自主。常因热极生风或虚风内动所致。

D. 歪斜：舌体伸出时，舌尖向左或向右偏斜，多为风中经络，或风痰阻络而致。

E. 卷缩：舌体卷缩，不能伸出，多为危重之证。

F. 吐弄：舌体伸出，久不回缩为吐舌。舌体反复伸出舐唇，旋即缩回为弄舌，为心脾经有热所致。

G. 麻痹：舌体麻木，转动不灵称为舌麻痹，常见于血虚风动或肝风挟痰等症。

H. 舌纵：舌体伸出，难以收回称为舌纵，多属危重凶兆。

2. 望舌苔

（1）苔质：

A. 厚薄：透过舌苔能隐约见到舌质者为薄，不见舌质者为厚。苔质的厚薄可反映病邪的浅深和轻重。苔薄者多邪气在表，病轻邪浅；苔厚者多邪入脏腑，病较深重。由薄渐厚，为病势渐增；由厚变薄，为正气渐复。

B. 润燥：反映津液之存亡。苔润表示津液未伤；太过湿润，水滴欲出者为滑苔，主脾虚湿盛或阳虚水泛。苔燥多为津液耗伤，或热盛伤津，或阴液亏虚。舌质淡白，口干不渴，或渴不欲饮，多为阳虚不运，津不上承。

C. 腐腻：主要反映中焦湿浊及胃气的盛衰情况。颗粒粗大，苔疏松而厚，易于刮脱者，称为腐苔，多为实热蒸化脾胃湿浊所致；颗粒细小，状如豆腐渣，边缘致密而黏，中厚或糜点如渣，多为湿热或痰热所致；苔厚，刮之不脱者，称为腻苔，多为湿浊内蕴，阳气被遏所致。

(2) 苔色：

A. 白苔：多主表证、寒证、湿证。

B. 黄苔：多主里证、热证。黄色越深，热邪越重。

C. 灰苔：多主痰湿、里证。

D. 黑苔：主里证，多见于病情较重者。苔黑干焦而舌红，多为实热内炽；苔黑燥裂，舌绛芒刺，为热极津枯；苔薄黑润滑，多为阳虚或寒盛。

(3) 苔形：舌苔布满全舌者为全苔，分布于局部者为偏苔，部分剥脱者为剥苔。全苔主痰湿阻滞。偏苔多属肝胆病证。苔剥多处而不规则称花剥苔，主胃阴不足；小儿苔剥状如地图者，多见于虫积；舌苔光剥，舌质绛如镜面，为肝肾阴虚或热邪内陷。

二、闻诊

闻诊是通过听声音和嗅气味来诊察疾病的方法。

(一) 听声音

1. 声音

实证和热证，声音重浊而粗、高亢洪亮、烦躁多言；虚证和寒证，声音轻清、细小低弱，静默懒言。

2. 语言

(1) 谵语：神志不清，语无伦次，语意数变，声音高亢。多为热扰心神之实证。

(2) 郑声：神志不清，声音细微，语多重复，时断时续。为心气大伤，精神散乱之虚证。

(3) 独语：喃喃自语，喋喋不休，逢人则止。属心气不足之虚证，或痰气郁结清窍阻蔽所致。

(4) 狂言：精神错乱，语无伦次，不避亲疏。多为痰火扰心。

(5) 言謇：舌强语謇，言语不清。多为中风证。

3. 呼吸

(1) 呼吸：主要与肺肾病变有关。呼吸声高气粗而促，多为实证和热证；呼吸声低气微而慢，多为虚证和寒证。呼吸急促而气息微弱，为元气大伤的危重证候。

(2) 气喘：呼吸急促，甚则鼻翼扇动，张口抬肩，难以平卧，多为肺有实邪或肺肾两虚所致。

(3) 哮：呼吸时喉中有哮鸣音。哮证有冷热之别，多时发时止，反复难愈，多为缩痰内状，或外邪所诱发。

(4) 上气：气促咳嗽，气逆呕呃。多为痰饮内停，或阴虚火旺，气道壅塞而致。

(5) 太息：时发长吁短叹，以呼气为主。多为情志抑郁，肝不疏泄而致。

4. 咳嗽

有声无痰为咳，有痰无声为嗽，痰有声为咳嗽。暴咳声哑为肺实；咳声低弱而少气，或久咳暗哑，多为虚证。

5. 呕吐

胃气上逆，有声有物自口而出为呕吐，有声无物为干呕，有物无声为吐。虚证或寒证，呕吐来势徐缓，呕声低微无力；实证或热证，呕吐来势较猛，呕声响亮有力。

6. 呃逆

气逆于上，自咽喉出，其声呃呃，不能自主，俗称"打呃"。虚寒者，呃声低沉而长，气弱无力；实热者，呃声频发，高亢而短，响而有力。

（二）嗅气味

1. 口气

酸馊者是胃有宿食；臭秽者是脾胃有热，或消化不良；腐臭者，可为牙疳或内痈。

2. 汗气

汗有腥膻味为湿热蕴蒸；腋下汗臭者，多为狐臭。

3. 痰涕气味

咳唾浊痰脓血，味腥臭者为肺痈；鼻流浊涕，黄稠有腥臭为肺热鼻渊。

4. 二便气味

大便酸臭为肠有积热；大便溏薄味腥为肠寒；失气奇臭为宿食积滞；小便臭秽黄赤为湿热，小便清长色白为虚寒。

5. 经带气味

白带气味臭秽，多为湿热；带下清稀腥臊，多为虚寒。

三、问诊

问诊包括询问一般情况、主诉、既往史、个人生活史、家族史并围绕主诉重点询问现在证候等。

（一）问寒热

1. 恶寒发热

恶寒与发热同时出现，多为外感病初期，是表证的特征。

2. 但寒不热

但寒不热多为里寒证。新病畏寒为寒邪直中；久病畏寒为阳气虚衰。

3. 但热不寒

高热不退，为壮热，多为里热炽盛；按时发热，或按时热盛为潮热（日晡潮热者，为阳明腑实证；午后潮热，入夜加重，或骨蒸痨热者，为阴虚）。

4. 寒热往来

恶寒与发热交替而发，为正邪交争于半表半里，见于少阳病和疟疾。

（二）问汗

主要诊察有否汗出，汗出部位、时间、性质、多少等。

1. 表证辨汗

表实无汗，多为外感风寒；表证有汗，为表虚证或表热证。

2. 里证辨汗

汗出不已，动则加重者为自汗，多因阳气虚损，卫阳不固；睡时汗出，醒则汗止者为盗汗，为阴虚内热；身大热大汗出，为里热炽盛，迫津外泄；汗热味咸，脉细数无力者，为亡阴证；汗凉味淡，脉微欲绝者，为亡阳证。

3. 局部辨汗

头汗可因阳热或湿热；半身汗出者，多无汗部位为病侧，可因痰湿或风湿阻滞，或中风偏枯；手足心汗出甚者，多因脾胃湿热，或阴经郁热而致。

（三）问疼痛

1. 疼痛的性质

新病疼痛，痛势剧烈，持续不解而拒按者为实证；久病疼痛，痛势较轻，时痛时止而喜按者为虚证。

2. 疼痛的部位

头痛，痛连项背，病在太阳经；痛在前额或连及眉棱骨，病在阳明经；痛在两颞或太阳穴附近，为少阳经病；头痛而重，腹满自汗，为太阴经病；头痛连及脑齿，指甲微青，为少阴经病；痛在巅顶，牵引头角，气逆上冲，甚则作呕，为厥阴经病。胸痛多为心肺之病。常见于热邪壅肺，痰浊阻肺，气滞血瘀，肺阴不足及肺痨、肺痈、胸痹等症。胁痛，多与肝胆病关系密切，可见于肝郁气滞、肝胆湿热、肝胆火盛、瘀血阻络及水饮内停等病证。脘腹痛，其病多在脾胃。可为寒凝、热结、气滞、血瘀、食积、虫积、气虚、血虚、阳虚所致。喜暖为寒，喜凉为热，拒按为实，喜按为虚。腰痛，或为寒湿痹证，或为湿热阻络，或为瘀血阻络，或为肾虚所致。四肢痛，多见于痹证。疼痛游走者，为行痹；剧痛喜暖者，为寒痹；重着而痛者，为湿痹；红肿疼痛者，为热痹。足跟或胫膝酸痛为气血亏虚，经气不利常见。

（四）问饮食口味

主要问食欲好坏、食量多少、口渴饮水、口味偏嗜、冷热喜恶、呕吐与否等情况，以判断胃气有无及脏腑虚实寒热。

（五）问睡眠

主要有失眠与嗜睡。不易入睡，或睡而易醒不能再睡，或睡而不酣，易于惊醒，甚至彻夜不眠者为失眠，为阳不入阴，神不守舍所致。时时欲睡，眠而不醒，精神不振，头沉困倦者为嗜睡，多见于痰湿内盛、困阻清阳、阳虚阴盛或气血不足。

（六）问二便

主要了解二便的次数、便量、性状、颜色、气味，以及便时有无疼痛、出血等方面。

（七）问小儿及妇女

1. 问小儿

主要应了解出生前后的情况，及预防接种和传染病史和传染病接触史，小儿常见致病因素有易感外邪、易伤饮食、易受惊吓等。

2. 问妇女

应了解月经的初潮、月经周期、行经天数、经量、经色、经质、末次月经，或痛经、带下、妊娠、产育，以及有无经闭或绝经年龄等情况。

四、切诊

（一）脉诊的部位和方法

脉诊的常用部位是手腕部的寸口脉，并分为寸、关、尺三部。通常以腕后高骨为标记，其内侧为关，关前（腕侧）为寸，关后（肘侧）为尺。其临床意义大致为左手寸候心、关候肝胆，右手寸候肺、关候脾胃，两手尺候肾。以中指定关位，示指切寸位，环指（无名指）切尺位。诊脉时用轻力切在皮肤上称浮取或轻取；用力不轻不重称中取；用重力切按筋骨间称沉取或重取。诊脉时，医生的呼吸要自然均匀，以医生正常的一呼一吸的时间去计算患者的脉搏数。切脉的时间必须在 50 s 以上。

（二）正常脉象

正常脉象：三部有脉，沉取不绝，一息四至（每分钟 70～80 次），不浮不沉，不大不小，从容和缓，流畅有力。临床所见斜飞脉、反关脉均为脉道位置的变异，不属于病脉。

（三）常见病脉及主病

1. 浮脉

（1）脉象：轻取即得，重按反减；举之有余，按之稍弱而不空。

（2）主病：主表证，为卫阳与邪气交争，脉气鼓动于外而致。也见于虚证，多因精血亏损，阴不敛阳或气虚不能内守，脉气浮散于外而致。内伤里虚见浮脉，为虚象严重。

2. 洪脉

（1）脉象：脉形宽大，状如波涛，来盛去衰。

（2）主病：气分热盛。证属实证，乃邪热炽盛，正气抗邪有力，气盛血涌，脉道扩张而致。

3. 大脉

（1）脉象：脉体阔大，但无汹涌之势。

（2）主病：邪盛病进，又主正虚。根据脉之有力与无力，辨别邪正的盛衰。

4. 沉脉

（1）脉象：轻取不应，重按始得。

（2）主病：里证。里实证可见于气滞血瘀、积聚等，为邪气内郁，气血困阻，阳气被遏，不能浮应于外而致，多脉沉有力且按之不衰。里虚证，为气血不足，阳气衰微，不能运行营气于脉外所致，多脉沉无力。

5. 弱脉

（1）脉象：轻取不应，重按应指细软无力。

（2）主病：气血不足，元气耗损。阳气衰微，鼓动无力而脉沉。阴血亏虚，脉道空豁而脉细无力。

6. 迟脉

（1）脉象：脉来缓慢，一息脉动不足四至。

（2）主病：寒证。脉迟无力，为阳气衰微的里虚寒证；脉迟有力，为里实寒证。

7. 缓脉

（1）脉象：一息四至，应指徐缓。

（2）主病：湿证、脾虚，亦可见正常人。

8. 结脉

（1）脉象：脉来缓中时止，止无定数。

（2）主病：主阴盛气结，寒痰瘀血，气血虚衰。实证者脉实有力，迟中有止，为实邪郁遏，被抑，脉气阻滞而致。虚证者脉虚无力，迟中有止，为气虚血衰，脉气不相顺接所致。

9. 数脉

（1）脉象：脉来急促，一息五至以上（每分钟90次以上）。

（2）主病：热证。若数而有力，多因邪热鼓动，气盛血涌，血行加速而致。数而无力，多因精血亏虚、虚阳外越，致血行加速、脉搏加快。

10. 促脉

（1）脉象：往来急促，数而时止，止无定数。

（2）主病：实证多为阳盛热实或邪实阻滞，见脉促有力。前者因阳热亢盛，迫动血行而脉数，热灼阴津，津血衰少，致急行血气不相接续，故脉有歇止；后者由气滞、血瘀、痰饮、食积等有形之邪阻闭气机，脉气不相接续而致。虚证多为脏气衰败，可见脉促无力。多因阴液亏耗，真元衰惫，气血不相接续而致。

11. 虚脉

（1）脉象：举之无力，按之空虚，应指软弱。

（2）主病：虚证，多见于气血两虚。因气虚则血行无力，血少则脉道空虚而致。

12. 细脉

（1）脉象：脉细如线，应指明显，按之不绝。

（2）主病：主气血两虚，诸虚劳损；又主伤寒、痛甚及湿证。虚证因营血亏虚，脉道不充，血运无力而致。实证因暴受寒冷或疼痛而致，则脉道拘急收缩，细而弦紧。湿邪阻遏脉道，则见脉象细缓。

13. 代脉

（1）脉象：脉来迟缓力弱，时发歇止，止有定数。

（2）主病：虚证多脉代而无力，良久不能自还，为脏气衰微，脉气不复所致。实证多脉代而有力，多为痹证、痛证、七情内伤、跌打损伤等邪气阻遏脉道，血行涩滞而致。

14. 实脉

（1）脉象：脉来坚实，三部有力，来去俱盛。

（2）主病：实证。此乃邪气亢盛，正气不衰，正邪剧烈交争，气血涌盛，脉道坚满而致。若虚证见实脉，则为真气外越之险候。

15. 滑脉

（1）脉象：往来流利，应指圆滑，如盘走珠。

（2）主病：痰饮、食积、实热。为邪正交争，气血涌盛，脉行通畅所致。脉滑和缓者，可见于青壮年的常脉和妇人的孕脉。

16. 弦脉

（1）脉象：形直体长，如按琴弦。

（2）主病：肝胆病、诸痛、痰饮、疟疾。弦为肝脉，以上诸因使肝失疏泄，气机失常，经脉拘急而见此脉；老年人脉象多弦硬，为精血亏虚，脉失濡养而致。此外，春令平脉亦见弦象。

17. 紧脉

（1）脉象：脉来绷紧有力，屈曲不平，左右弹指，如牵绳转索。

（2）主病：寒证、痛证、宿食。乃邪气内扰，气机阻滞，脉道拘急紧张而致。

18. 濡脉

（1）脉象：浮而细软。

（2）主病：主诸虚，又主湿。

19. 涩脉

（1）脉象：脉细行迟，往来艰涩不畅，如轻刀刮竹。

（2）主病：气滞血瘀，伤精血少，痰食内停。

（四）按诊

按诊是医生用手直接触摸或按压患者某些部位，以了解局部冷热、润燥、软硬、压痛、肿块或其他异常变化，从而推断疾病部位、性质和病情轻重等情况的一种诊病方法。

1. 按胸胁

主要了解心、肺、肝的病变。

2. 按虚里

虚里位于左乳下心尖搏动处，反映宗气的盛衰。

3. 按脘腹

主要检查有无压痛及包块。腹部疼痛，按之痛减，局部柔软者为虚证；按之痛剧，局部坚硬者为实证。

4. 按肌肤

主要了解寒热、润燥、肿胀等内容。肌肤灼热为热证，清冷为寒证。

5. 按手足

诊手足的冷暖，可判断阳气的盛衰。

6. 按俞穴

通过按压某些特定俞穴来判断脏腑的病变。

第二节 中医治未病

一、亚健康与中医的"未病"

世界卫生组织的一项全球调查结果显示，全世界真正健康者仅为5%，患病者为20%，而75%则属于以慢性疲劳综合征为主要表现的亚健康者。亚健康是一种临界状态，是功能性改变，而不是器质性病变。对于亚健康，中医通过辨证论治的方法可取得明显的疗效，表现出极大的优势。

（一）亚健康的临床症状涉及范围

目前，医学界对亚健康状态的确认尚未达成共识，但有专家提出，在排除疾病之后，在以下30项临床症状中，有6项及以上者即可初步认定处于亚健康状态：

(1) 精神紧张，焦虑不安。
(2) 孤独自卑，忧郁苦闷。
(3) 注意分散，思考肤浅。
(4) 容易激动，无事自烦。
(5) 记忆减退，熟人忘名。
(6) 兴趣变淡，欲望骤减。
(7) 懒于交往，情绪低落。
(8) 易感乏力，眼易疲倦。
(9) 精力下降，动作迟缓。
(10) 头昏脑涨，不易复原。
(11) 久站头昏，眼花目眩。
(12) 肢体酥软，力不从心。
(13) 体重减轻，体虚力弱。
(14) 不易入眠，多梦易醒。
(15) 晨不愿起，昼常嗜睡。
(16) 局部麻木，手脚易冷。
(17) 掌腋多汗，舌燥口干。
(18) 自感低烧，夜有盗汗。
(19) 腰酸背痛，此起彼伏。
(20) 舌生白苔，口臭自生。
(21) 口舌溃疡，反复发生。
(22) 味觉不灵，食欲不振。
(23) 泛酸嗳气，消化不良。
(24) 便稀便秘，腹部饱胀。
(25) 易患感冒，唇起疱疹。
(26) 鼻塞流涕，咽喉疼痛。

（27）憋气气急，呼吸紧迫。

（28）胸痛胸闷，有压榨感。

（29）心悸心慌，心律不齐。

（30）耳鸣耳闭，易晕车船。

（二）中医"未病"状态中异常体质状态临床症状涉及范围

中医的"未病"状态中涉及的异常体质状态有阳虚质、阴虚质、痰湿质、湿热质、瘀血质、气郁质、特禀质、阳亢型体质、气虚质、血虚质、热性体质、寒性体质、实性体质等13种，临床症状涵盖亚健康的30项。

1. 阳虚质

胃寒肢冷，倦怠无力，面白自汗，少气懒言。伴精神不振，口淡不渴，毛发易落，小便清长，大便溏薄。体形多见肥胖，面色少华，肤色柔白，性格多沉静内向，易从寒化伤阳。舌质淡，苔白，脉虚迟。

2. 阴虚质

五心烦热，潮热盗汗，午后颧红。伴形体消瘦，健康多梦，口燥咽下，尿水色黄，大便干结，四肢怕热，肤色苍赤。性格急躁，易化热伤阴，动火生风。舌红少津，少苔，脉细弦数无力。

3. 痰湿质

胸闷身重，肢体不爽，痰多声浊。伴精神困顿，食纳不振，便溏腹胀，恶心痞闷，咳喘气短，头目不清或易恶心。舌体胖，苔滑腻，脉濡滑。

4. 湿热质

面垢油光，易生痤疮，常口干、口苦、口臭便干，尿赤。急躁易怒，易患疮疖，易患感冒，唇起疱疹，有黄疸热淋、衄血、带下黄浊等病证。舌红少津，少苔或无苔，脉细弦数无力。

5. 瘀血质

部位固定的局部疼痛，面色黧黑，或口唇青紫，或肌肤甲错，或皮肤瘀斑，毛发易脱落。伴皮肤丝状红缕，蟹状纹络，口干欲饮而不欲咽，眼眶黯黑，白珠见青紫，丝赤斑斑，妇人行经腹痛，或夹有血块，或闭经。舌质青紫或脉弦或沉。

6. 气郁质

胸肋胀痛，心烦易怒，精神抑郁，应激能力弱。伴胸闷，喜太息，咽中异物感，脘腹胀满，嗳气吞酸，易惊悸，失眠多梦，食欲不振，妇人多疑欲哭，月经不调，经期乳房、腰腹胀痛等症。神态多抑郁不爽，性格多孤僻、内向，气量狭小，多愁善感。舌质红偏暗滞，苔多，脉偏弦。

7. 特禀质

对季节气候适应能力差，易患花粉症，易引发宿痰，易药物过敏。易致外邪内侵，形成风团瘾疹、咳喘等。舌质淡，苔薄白，脉弦细数。

8. 阳亢型体质

头晕目眩，头痛且胀，烦躁易怒，颜面潮红。咽干口燥，伴失眠多梦，耳鸣目赤，头重脚轻，腰膝酸软，肤色偏红，鼻略红，易出鼻血，性情急躁，大便易干易结，小便多黄赤，气息精热，神志易露。舌质偏红，多披黄苔，脉弦有力或洪数，或弦细数。

9. 气虚质

食欲不振，倦怠乏力，面色苍白，无血色或灰暗，少气懒言，伴精神不振，怕冷怕风，抵抗力低下，头晕目眩，心悸失眠，健忘，唇甲苍白，大便溏薄。舌质淡嫩，苔薄白，脉细弱无力。

10. 血虚质

面色萎黄，唇甲苍白，头晕目眩，心悸不眠，倦怠无力。伴精神不振，面白自汗，少气懒言，小便清长，大便溏薄，手脚易发麻，失眠，健忘。舌质淡嫩，苔薄白，脉细弱无力。

11. 热性体质

口干舌燥，身体发热，怕热，心情急躁。伴常面红耳赤，便秘，尿少且色黄，易患感冒，唇起疱疹。舌偏红，苔厚，脉细弦数无力。

12. 寒性体质

怕冷，怕风，手脚冰冷，精神虚弱易疲劳。伴常有腹泻，小便色淡且次数多，面色苍白，唇色淡，女性常月经错后，多血块。舌质淡红，舌苔薄，脉细数。

13. 实性体质

易暴易怒，口干口臭，常有闷热感。伴小便色黄而少，有便秘现象，呼吸气粗，容易腹胀，烦躁不安，失眠。舌质淡红，舌苔薄，脉细数。

（三）亚健康＝排除疾病状态中的中医异常体质状态＝"未病"状态

亚健康的临床症状涉及范围在中医异常体质状态的临床症状涉及范围之内，将临床亚健康所涉及的症状以个体发病规律进行总结，按中医舌脉之象、症状属性、阴阳变化、脏腑特征等进行整合，常见的亚健康状态可能说的就是中医治未病理论中的"未病"状态。但未病范畴与亚健康一样只有症候指标，无客观的数据化的诊断指标，所以应在寻找客观诊断指标方面进行深入的研究。

二、中医对"疲劳"的认识

中医很早就认识到人体的疲劳问题，现在仅从以下几方面来介绍。

概念及致病因素：中医称疲劳为"懈怠""劳倦""疲乏"，属"虚劳""虚损"范畴，认为疲劳是身体虚弱的表现，"有所劳倦，形气衰少"（《素问·调经论》），虚指人体脏腑气血亏损，"精气夺则虚"（《素问·通评虚实论》）。

疲劳可以由多种原因引起，明代医学家张介宾在《练兵全书·论虚损病源》中进行了分析："劳倦不顾者，多成劳损……或劳于名利……或劳于色欲……或劳于疾病。"但最常见的原因还是"过劳"，即过度劳累。《济生方·清虚门》认为"五劳大伤之虚……多由不能摄生，始于过用"。这句话的意思是说，劳伤是不能保养好身体，过度消耗体能引起的。

分类：中医将疲劳分为"五劳""六极""七伤"。

五劳就是五种劳损，包括肝劳、心劳、脾劳、肺劳、肾劳。《素问·宣明五气》将体力性疲劳归纳为五劳伤："久视伤血，久卧伤气，久坐伤肉，久立伤骨，久行伤筋。"过度用眼会引起视疲劳，过分懒散会使精神不振；坐的时间太长或是保持静态的时间太长而不走动，肌肉就会松软而不坚实；持续站立、行走而得不到休息，就会引起筋骨肌肉疲乏、酸软。

六极指疲劳引起的六种较为严重的机体病理变化，包括筋极、脉极、肉极、气极、骨极、精极。严用和《济生方·论五劳六极证治》称："盖劳力谋虑或肝劳，应乎筋极；曲运神机成心劳，应乎脉极；意外过思成脾劳，应乎肉极；预事而忧成肺劳，应乎气极；持志节成肾劳，应乎骨极。"

七伤指七种对身心有伤害的因素，包括太饱伤脾、大怒伤肝、强力受湿伤骨、形寒饮冷伤肺、忧思伤心、风雨寒暑伤形、大怒伤志。

中医认为疲劳损害身体是按以下过程进行变化的："积虚成损，积损成劳，积劳成疾。"过劳情志、外邪等致病因素导致脏腑功能失调，气血阴阳不足引起的疲劳多以肝、脾、肾三脏的损伤为主。肝主疏泄，有疏通气血，条达情绪的作用。肝郁气滞则引起脾胃失和。脾主运化，主肌肉，脾运失常则不能生化营养精微物质，可使肌肉四肢无力。肝主筋，肝的精气衰则筋不能动。肾藏精主骨，肾气伤则精力不济，筋骨酸软，未老先衰，特别易引起性功能障碍。

（1）劳肌伤筋。张介宾说："人之运动由于筋力，运动过劳，筋必疲极。"从事体力劳动过度容易伤损肌肉筋骨，肝主筋，间接地影响肝气，使气机郁滞，脾气虚，情绪低落，食欲不振，精神疲乏。

（2）忧思伤脾。《灵枢·大惑论》认为过度用脑会引起精神心理方面的疲劳："故神劳则魂魄散志意乱。"情绪变化无常，则易损及脾胃功能，使水谷精华失运，中气升降失常，食欲差。宋代李杲在《脾胃论》中也说："少气不足以息，倦怠无力，默默不语寝不寐，食不知味，恶热，动则烦扰……"

（3）疾病引发。中医对疾病导致的疲劳也有认识，《黄帝内经》认为"肝虚，肾虚，脾虚，皆令人体重烦冤""脾气虚则四肢不用""肾所生病嗜卧"。

总之，由长期疲劳演变而成的慢性疲劳综合征是一个多组织器官虚损、功能紊乱的病理状态，由多种原因引起，仅靠单一的治法难以奏效，中医药介入疲劳的调养，独具优势。近年来，国内外采用中医药治疗获得了较好的效果，日本用人参青菜汤、小柴胡汤治疗，取得了明显的疗效，国内有专家用张仲景的百合地黄酒、酸枣仁汤加人参、刺五加、沙参、麦冬也收到了满意的疗效。也有学者用补中益气汤或归脾汤类方，只要方证对应，也有显效。总之，根据临床症状，采用辨证辨病相结合的辨治方法，对疲劳综合征是大有裨益的。

三、中医治未病五原则

治未病既是中医学传统而先进的医学预防思想，又是现代而全新的预防医学课程。中医一贯主张预防为主，防重于治，故有"上工治未病"之说。自《黄帝内经》以来的2 000多年中，众多医家对此进行了大量的理论研究和临床实践，形成了系统的理论，积累了丰富的经验。治未病是中医防治疾病的理论核心，其内涵的实质是采取有效的措施，预防疾病的发生与发展，避免和减轻疾病对人类的危害，进而促进人类的健康和提高人类的生活质量，促使整个医学体系和医疗工作由治病医学向健康医学转变，使人类社会向"无医世界"迈进。治未病主要有两方面的内容：第一，未病一指健康状态的个体阴平阳秘，气血调和且又不受病邪侵害，即"无病"；二指处于发病或传变的前期状态，疾病早期症状较隐匿且轻的阶段，即"欲病"。第二，具体措施，一是采取防范措施避免内在脏腑、阴阳、气血、津液功能失调（内因）及外界致病因素的伤害（外因）而导致各种疾病的发生与发展；二是积极进行治疗，去除致病因子。简言之，其基本理论内容就是："未病先防，已病早治，既病防变，愈后防复，择时防发。"

笔者总结多年的临床经验，认为治未病有五原则。

（一）定期体检，见微知著

结合国家劳动保险制度，建立突出中医特色的体质辨识中心或体检站，组织广大人民群众定期体检，"辨病"与"辨体"相结合。开发"体检—预防—保健—诊断—治疗—体检—复发"为一体的环式治未病保健诊疗链，建立完善的体检资料数据库，动态观察和规范管理，定期开展随访和健康教育。定期体检内容包括身体疾病、心理疾病、中医体质类型和亚健康状态，有助于及时发现"疾病微征"或"隐态"，利于早期逆转病程，恢复健康。

（二）重视先兆，截断逆转

先兆症状是疾病早期发现、早期诊断及早期治疗的关键，对中风的潜症"无者求之"的早期治疗，如出现肢体麻木，沉滞者为脉络阻滞，予活血通络之丹参、鸡血藤、红花、桃仁、川芎、赤芍；若见眩晕则予平肝熄风之勾藤、天麻、石决明、菊花等，从而预防中风的发生，治中风于未发之时。对一些反复发作、发病有规律的疑难痼疾，如现代医学中的免疫性、过敏性及内分泌神经系统或者一些病因尚未明确的疾病，运用中医治未病方法，注意缓解期的扶正固本，结合情绪调摄，体育锻炼，疗效确切。将糖耐量减低患者随机分为中药干预组和对照组，研究结果表明，中药干预可延缓患者由糖耐量降低发展到糖尿病，从而进一步延缓糖尿病并发症及糖尿病相关终点事件的发生，提高患者生命质量及延长其生命。

（三）安其未病，防其所传

未病，指脏腑或部位尚未发生病变。如糖尿病，其特征是持续高血糖，其病理基础是胰岛 B 细胞功能损伤，若血糖控制不良，久之则引起心、脑、肾、眼等脏器的损伤和病变。因此，对糖尿病则应在十分重视早期治疗的达标和胰岛功能的修复的同时，适当选用养阴、活血通络中药。目前，脂肪肝的检测率日益增多，部分脂肪肝患者可发展为肝纤维化，甚至肝硬化，可以认为脂肪肝不断发展是肝纤维化的前期病变，如能在早期及时治疗，可以阻止其进一步发展，甚至使其逆转，因此其治疗日益受到重视，坚持使用中药治疗，效果是令人满意的。

（四）掌握规律，先时而治

对于有明显季节性的疾病，常可先时而治，预防为主，往往能事半功倍，如哮喘病往往秋冬常发，在夏季就积极预防，即所谓中医学的"冬病夏治"，疗效确切。对流感、过敏性鼻炎等春季多发病，则建议患者增强体质、适当锻炼、积极预防，这体现了"春病冬防"的原则。

（五）三因制宜，各司法度

三因制宜就是因人、因地、因时制宜。人有老幼、男女、胖瘦以及九种体质之别，地有东西南北之分，时有一年四季之分，这些不同特点，决定了治未病的"同中存异"，也必须遵循这一原则。

综上所述，中医治未病有着悠久的历史和丰富的科学内涵，是中医预防医学的核心和精髓。挖掘整理、提高弘扬治未病的学术思想，在临床实践中充实凝练、创新是中医药界的责任，也是社会进步的需要。最先进的医学是"无医世界"。"上工不治已病，治未病"，即是"无医世界"的最好诠释和超前的先进理论。开拓中医治未病的领域是后医学时代的基本原则和方向。

四、中医体质分类与判定

《中国中医药报》于2009年4月9日第四版刊登行业标准——《中医体质分类与判定》。该标准是我国第一部指导和规范中医体质研究及应用的文件，旨在为体质辨识及与中医体质疾病的防治、养生保健、健康管理提供依据，使体质分类科学化、规范化。

该标准将体质分为平和质、气虚质、阳虚质、阴虚质、痰湿质、湿热质、血瘀质、气郁质、特禀质，共9个类型，应用了流行病学、免疫学、分子生物学、遗传学、数理统计等多学科交叉的方法，经中医临床专家、流行病学专家、体质专家多次论证而建立的体质辨识的标准化工具，并在国家"973"计划"基于因人制宜思想的中医体质理论基础研究"课题中得到进一步完善。

通过21 948例流行病学调查，该标准具有指导性、普遍性及可参照性，适用于从事中医体质研究的中医临床医生、科研人员及相关管理人员，并可作为临床实践规定规范及质量评定的重要参考依据。该标准曾在多家治未病中心及中医药科研单位以及26个省区市（包括香港特别行政区、台湾地区等）试用。

（一）体质分类

1. 平和质（A型）

总体特征：阴阳气血调和，以体态适中、面色红润、精力充沛等为主要特征。

形体特征：形体匀称健壮。

常见表现：面色、肤色润泽，头发稠密有光泽，目光有神，鼻色明润，嗅觉通利，唇色红润，不易疲劳，精力充沛，耐受寒热，睡眠良好，胃纳佳，二便正常，舌色淡红，苔薄白，脉和缓有力。

心理特征：性格随和开朗。

发病倾向：平素患病较少。

对外界环境适应能力：对自然环境和社会环境适应能力较强。

2. 气虚质（B型）

总体特征：元气不足，以疲乏气短、自汗等气虚表现为主要特征。

形态特征：肌肉松软不实。

常见表现：平素语音低弱。气短懒言，容易疲乏，精神不振，易出汗，舌淡红，舌边有齿痕，脉弱。

心理特征：性格内向、不喜冒险。

发病倾向：易患感冒、内脏下垂等病，病后康复缓慢。

对外界环境适应能力：不耐受风、寒、暑、湿邪。

3. 阳虚质（C型）

总体特征：阳气不足，以畏寒怕冷、手足不温等虚寒表现为主要特征。

形体特征：肌肉松软不实。

常见表现：平素畏冷、手足不温、喜热饮食，精神不振，舌淡胖嫩，脉沉迟。

心理特征：性格多沉静、内向。

发病倾向：易患痰饮、肿胀、泄泻等病，感冒易从寒化。

对外界环境适应能力：耐夏不耐冬，易感风寒、湿邪。

4. 阴虚质（D型）

总体特征：阴液亏少，以口燥咽干、手足心热等虚热表现为主要特征。

形体特征：形体偏瘦。

常见表现：手足心热，口燥咽干，鼻微干，喜冷饮，大便干燥，舌红少津，脉细数。

心理特征：体质急躁、外向好动、活泼。

5. 痰湿质（E型）

总体特征：痰湿凝聚，以形体肥胖、腹部肥满、口黏、苔腻浅等痰湿表现为主要特征。

形体特征：体形肥胖、腹部肥满松软。

常见表现：面部皮肤油脂较多，多汗且黏、胸闷、痰多、口黏或甜、喜食肥甘厚味、苔腻脉滑。

心理特征：性格偏温和、稳重，多善于忍耐。

对外界环境适应能力：对梅雨季节及湿重环境适应能力差。

6. 湿热质（F型）

总体特征：湿热内蕴，以面垢油光、口苦、苔黄腻等湿热表现为主要特征。

形体特征：形体中等或偏瘦。

常见表现：面垢油光、易生痤疮，口苦口干，身重困倦，大便黏滞不畅或燥结，小便短黄，男性易阴囊潮湿，女性易带下增多，舌质偏红，苔黄腻，脉滑数。

心理特征：易心烦气躁。

发病倾向：易患疮疖、黄疸、热淋等病。

对外界环境适应能力：对夏末秋初湿热气候、湿重或气温偏高环境较难适应。

7. 血瘀质（G型）

总体特征：血行不畅，以肤色晦暗、舌质紫黯等血瘀表现为主要特征。

形体特征：胖瘦均见。

常见表现：肤色晦暗，色素沉着，容易出现瘀斑，口唇黯淡，舌黯或有瘀点，舌下络脉紫暗或增粗脉涩。

心理特征：易烦健忘。

发病倾向：易患癥瘕及痛证、血证等。

对外界环境适应能力：不耐受寒邪。

8. 气郁质（H型）

总体特征：气体郁滞，以神情抑郁、忧虑脆弱等气郁表现为主要特征。

形体特征：形体瘦者为多。

常见表现：精神抑郁，情感脆弱，烦闷不乐，舌淡红，苔薄白，脉弦。

心理特征：性格内向不稳定，敏感多虑。

发病倾向：易患脏燥、梅核气、百合病及郁证等。

对外界环境适应能力：对精神刺激适应能力较差，不适应阴雨天气。

9. 特禀质（I型）

总体特征：先天失常，以生理缺陷、过敏反应等为主要特征。

形体特征：过敏体质者，一般无特殊，先天禀赋异常者或有畸形，或有生理缺陷。

常见表现：过敏体质者常见哮喘、风团、咽痒、鼻塞、打喷嚏等。患遗传性疾病者有先天性、家族性特征；患胎传性疾病者具有母体影响个体生长发育及导致相关疾病特征。

心理特征：随禀质不同情况各异。

发病倾向：过敏体质者易患哮喘、荨麻疹、花粉症及药物过敏等；遗传性疾病，如血友病、小儿唐氏综合征（先天愚型）等；胎传性疾病，如五迟（立迟、行迟、发迟、齿迟和语齿）、五软（头软、项软、手足软、肌肉软、口软）、解颅胎惊等。

对外界环境适应能力：适应能力差。如过敏体质者对易致过敏季节适应能力差，易引发宿疾。

（二）判断出体质后如何调理

体质是可以调整的。体质既禀成于先天，亦关系于后天。体质的稳定性由相似的遗传背景形成，年龄、性别等因素也可使体质表现出一定的稳定性。然而，体质的稳定性是相对的，个体在生长壮老的生命过程中，由于受环境、精神、营养、锻炼、疾病等内外环境中诸多因素的影响，体质会发生变化。体质具有相对的稳定性，也具有动态可变性。这种特征是体质可调的基础。

药物及有关治疗方法可纠正机体阴阳、气血、津液的失衡，是体质可调的实践基础。比如，化痰祛湿方能减少体内脂肪积聚，改变脂质代谢，降低血液黏稠度，改善痰湿体质，使病理性脂肪肝得到逆转，并能防止肝纤维性病变。

重视不同体质与疾病和证候的内在联系及对方药等治疗的应答反应的差异是实施个体化诊疗、贯彻"因人制宜"思想的具体实践，根据不同体质类型或状态，通过益气、补阴、温阳、利湿、开郁、疏血等来调整机体的阴阳动静，改变失衡倾向，体现"以人为本"的治疗原则；及早发现并干预体质的偏颇状态，进行病因预防及临床前期预防来实现调质拒邪、调质防病及调质防变，以实践中医治未病。如阳虚体质的人在饮食上可多食牛肉、羊肉、韭菜、生姜等温阳之品，少食梨、西瓜、荸荠等生冷寒凉食物，少饮绿茶，还可食当归生姜牛肉汤等。

五、九种体质人群的中医调理方案

（一）平和质的中医调理方案

平和质是正常的体质。这类人体形匀称健壮，肤色润泽，头发稠密有光泽，目光有神，唇色红润，不容易疲劳，精力充沛，睡眠、食欲良好，大小便正常，性格随和开朗。平时患病较少，对自然环境和社会环境的适应能力较强。

1. 饮食有节

饮食应有节制，不要过饥或过饱。不要常吃过冷、过热或不干净的食物，粗细粮食要合理搭配，多吃五谷杂粮、蔬菜瓜果，少食过于油腻及辛辣之物。

2. 劳逸结合

生活应有规律，不要过度劳累，不宜食后即睡，作息应有规律，应劳逸结合并保证充足的睡眠时间。

3. 坚持锻炼

根据年龄和性别，参加适应的运动，如年轻人可适当跑步、打球，老年人可适当散步、打太极拳等。

（二）气虚质的中医调理方案

气虚质的人肌肉松软。和别人爬同样层数的楼，气虚的人就气喘吁吁的。这种类型的人讲话的声音低弱，老是感到自己上气不接下气，气不够用，容易出汗，只要体力劳动的强度大就容易累，防御能力下降，因此容易感冒。

1. 食宜益气健脾

多食用具有益气健脾作用的食物，如黄豆、白扁豆、鸡肉、香菇、大枣、桂圆、蜂蜜等；少食具有耗气作用的食物，如空心菜、生萝卜等。

2. 药膳指导

（1）黄童子鸡：取童子鸡1只洗净，用纱布袋包好生黄芪9 g，取一根细线，一端扎紧纱布袋口，置于锅内，另一端则绑在锅柄上，在锅中加姜葱及适量水煮汤，待童子鸡煮熟后，拿出黄芪包，加入盐、黄酒调味，即可食用。此膳食可益气补虚。

（2）山药粥：将山药30 g和粳米180 g一起入锅加清水适量煮粥，煮熟即成。此粥可在每日晚饭时食用。此粥具有补中益气、益肺固精、强身健体的作用。

3. 起居勿过劳

起居宜有规律，夏季午间应适当休息，保持充足睡眠。平时注意保暖，避免劳动或激烈运动时出汗受风。不要过于劳作，以免损伤正气。

4. 运动宜柔缓

可做一些柔缓的运动，如散步、打太极拳、做广播体操等，并持之以恒。不宜做大负荷运动和出大汗的运动，忌用猛力或做长久憋气的动作。

（三）阳虚质的中医调理方案

阳虚质的人肌肉不健壮，常常感到手脚发寒，胃脘部、背部或腰膝怕冷，衣服比别人穿得多，夏天不喜欢吹空调，喜欢安静，吃或喝凉的东西总会感到不舒服，容易大便稀溏，小便颜色清而量多。性格多沉静、内向。

1. 食宜温阳

平时可多食牛肉、羊肉、韭菜、生姜等温阳之品，少食梨、西瓜、荸荠等生冷寒冻食物，少饮绿茶。

2. 药膳指导

（1）当归生姜羊肉汤：当归 20 g、生姜 30 g，冲洗干净，用清水浸软，切片备用。羊肉 500 g，剔去筋膜，放入开水锅中略烫，除去血水后捞出，切片备用。当归、生姜、羊肉放入砂锅中，加清水、料酒、食盐，旺火烧沸后撇去浮沫，再改用小火炖至羊肉熟烂即成。本品为汉代张仲景名方，温中补血，祛寒止痛，特别适合冬日食用。

（2）韭菜炒核桃仁：核桃仁 50 g，开水浸泡去包，滤干备用；韭菜 200 g，择洗干净，切成几段备用；麻油倒入砂锅，烧至七成熟时，加入核桃仁，炸至焦黄，再加入韭菜、食盐翻炒至熟。本品有补肾助阳、温暖腰膝的作用，适用于肾阳不足、腰膝冷痛。

3. 起居要保暖

居住环境应空气流通，秋冬注意保暖，夏季避免长时间待在空调房间。平时注意足下、背部及下腹部丹田部位的保寒保暖，防止出汗过多，在阳光充足的情况下适当进行户外活动。

4. 运动避风寒

可做一些舒缓柔和的运动，如慢跑、散步、打太极拳、做广播体操。夏天不宜做过分剧烈的运动，冬天避免在大风、大寒、大雾、大雪及空气污染的环境中锻炼。

（四）阴虚质的中医调理方案

阴虚质的人体形瘦长，经常感到手脚心发热，脸上冒火，面颊潮红或偏红，而受不了夏天的暑热，常感到眼睛干涩、口干咽燥，总想饮水，皮肤干燥，经常大便干结，容易失眠，性情急躁，外向好动，舌质偏红，苔少。

1. 食宜滋阴

多食瘦猪肉、鸭肉、绿豆、冬瓜等甘味凉润之品，少食羊肉、韭菜、辣椒、葵瓜子等生温燥烈之品。

2. 药膳指导

（1）莲子百合煲瘦肉：莲子（去芯）20 g、百合 20 g、猪瘦肉 100 g，加水适量同煲，肉熟后用盐调味食用，每日 1 次。有清心润肺、益气安神之功效。适合阴虚质见干咳、失眠、心烦、心悸等症者食用。

（2）蜂蜜蒸百合：将百合 120 g、蜂蜜 30 g 抖合均匀，蒸至熟软。时含数片，后嚼食。本药膳功能补肺、润燥、清热，适用于肺热烦闷，或燥热咳嗽、咽喉干痛等症。

3. 起居忌熬夜

起居应有规律，居住环境宜安静，避免熬夜、剧烈运动和在高温酷暑下工作。

4. 运动勿大汗

适合做有氧运动，可选择太极拳、太极剑、气功等动静结合的传统健身项目。锻炼

(五)血瘀质的中医调理方案

血瘀质的人面色偏暗,嘴唇颜色偏暗,舌下的静脉瘀紫。皮肤比较粗糙,有时在不知不觉中会出现皮肤瘀青。眼睛里的红丝很多。刷牙时牙龈易出血,容易烦躁,健忘,性情急躁。

1. 食宜行气活血

多食山楂、醋、玫瑰花、金橘等具有活血散结、行气、疏肝解郁作用的食物。少食肥肉等滋腻之品。

2. 药膳指导

(1) 山楂红糖汤:山楂10枚。冲洗干净,去核打碎,放入锅中加清水煮20 min,调以红糖进食。可活血散瘀。

(2) 黑豆川芎粥:川芎10 g,用纱布包裹,与黑豆25 g、粳米50 g一起水煎煮熟,加适量红糖分次温服,可活血祛瘀、行气止痛。

3. 起居勿安逸

作息时间宜有规律,保持足够的睡眠,可早睡早起多锻炼,不可过于安逸,以免气机郁滞而致血行不畅。

4. 运动促血行

可进行一些有助于促进气血运行的运动项目,如各种舞蹈、步行健身法、徒步健身操等。血瘀质的人在运动时如出现胸闷、呼吸困难、脉搏显著加快等不适症状,应停止运动,去医院进一步检查。

(六)痰湿质的中医调理方案

痰湿质的人体形肥胖、腹部肥满而松软,容易出汗且多黏腻。经常感到肢体酸困沉重,不轻松。经常感到脸上有一层油。嘴里常有黏黏的或甜腻的感觉,嗓子老有痰,舌苔较厚,性格比较温和。

1. 食宜清淡

饮食应以清淡为主,少食肥肉及甜黏油腻的食物,可多食海带、冬瓜等。

2. 药膳指导

(1) 山药冬瓜汤:山药50 g、冬瓜50 g至锅中慢火煲30 min,调味后即可饮用。本品可健脾益气利湿。

(2) 赤豆鲤鱼汤:将活鲤鱼1尾(约800 g)去鳞鳃、内脏;将赤豆50 g、陈皮10 g、辣椒6 g、草果6 g填入鱼腹,放入盆内,加适量料酒、生姜葱段,以及少许胡椒、食盐,上笼蒸熟即成。本品健脾、除湿、化痰,用于痰湿体质症见疲乏、食欲不振、腹胀腹泻、胸闷眩晕者。

3. 起居忌潮湿

居住环境宜干燥而不宜潮湿,平时多进行户外活动。衣着应干爽透气。经常晒太阳或进行日光浴。在湿冷的气候条件下,应减少户外活动,避免受寒淋雨,不要过于安逸。

4. 运动宜渐进

因形体肥胖,易于困倦,故应根据自己的具体情况循序渐进,长期坚持运动锻炼,如散步、慢跑、打乒乓球、打羽毛球、打网球、游泳、练武术以及适合自己的各种舞蹈。

（七）湿热质的中医调理方案

湿热质的人面部和鼻尖总是油光发亮，脸上容易生粉刺，皮肤容易瘙痒，常感到口苦嗅或嘴里有异味，大便黏滞不爽，小便有发热感，尿色发黄。女性常带下色黄，男性阴囊总是潮湿多汗，脾气比较急躁。

1. 食忌辛温滋腻

饮食以清淡为主，可多食赤豆、绿豆、芹菜、黄瓜、藕等甘寒甘平的食物，少食羊肉、韭菜、生姜、辣椒、胡椒等甘温滋腻及火锅、烹炸、烧烤等辛温助热的食物。

2. 药膳指导

（1）泥鳅炖豆腐：泥鳅500 g，去鳃及内脏，冲洗干净放入锅中，加清水煮至半熟，再加豆腐250 g，食盐适量，炖至熟透即成。本品可清利湿热。

（2）绿豆藕：粗壮肥莲藕1节去皮，冲洗干净备用，绿豆50 g，用清水浸泡后取出，装入莲藕孔内，放入锅中加清水炖至熟透，调以食盐后食用。本品可清热解毒、明目止渴。

3. 起居避暑湿

避免居住在低洼潮湿的地方，居住环境宜干燥、通风，不要熬夜，过于疲劳。盛夏暑湿较重的季节，减少户外活动的时间。保持充足而有规律的睡眠。

4. 运动强度宜大

适合做大强度、大运动量的锻炼，如中长跑、游泳、爬山、各种球类运动、武术等。由于夏天气温高，湿度大，最好选择在清晨或傍晚较凉爽时锻炼。

（八）气郁质的中医调理方案

气郁质的人，体形偏瘦的较多，常感到闷闷不乐，情绪低沉，容易紧张，焦虑不安。多愁善感，感情脆弱，容易感到害怕，或容易受到惊吓，常感到乳房及两胁胀痛，常有胸闷的感觉。经常无缘无故地叹气，咽喉部经常有堵塞感或异物感，容易失眠。

1. 食宜疏肝理气

多食黄花菜、海带、山楂、玫瑰花等具有行气、解郁、消食、醒神作用的食物。

2. 药膳指导

（1）陈皮粥：陈皮50 g，研细末备用，粳米100 g，淘洗干净，放入锅内加清水，煮至粥将成时，加入陈皮再煮10 min即成。本品理气运脾，用于脘腹胀满、不思饮食。

（2）菊花鸡肝汤：银耳15 g，洗净撕成小片，清水浸泡待用；菊花10 g，茉莉花24朵，温水洗净，鸡肝100 g，洗净切薄片备用，将水烧沸先入料酒，再入姜汁、食盐，随即下入银耳及鸡肝，烧沸，撇去浮沫。待鸡肝熟，调味再入菊花、茉莉花，稍沸即可。佐餐食用，可疏肝清热、健脾宁心。

3. 起居宜动不宜静

气郁体质的人不宜总待在家里，应尽量增加户外活动，如跑步、登山、游泳、武术等。居住环境应安静，防止嘈杂的环境影响心情，保持有规律的睡眠，睡前避免饮茶和咖啡等具有提神醒脑作用的饮料。

4. 宜参加群众活动

可坚持较大量的运动锻炼，多参加群众性的体育运动项目，如打球、跳舞、下棋等，以便更好地融入社会。

（九）特禀质的中医调理方案

特禀质是一类体质特殊的人群。例如，过敏体质的人，有的即使不感冒也经常鼻塞、打喷嚏、流鼻涕，容易患哮喘，容易对药物、食物、气味、花粉等过敏；有的皮肤容易起荨麻疹，皮肤常因过敏出现紫红色瘀点、瘀斑，皮肤常一抓就红，并出现抓痕。

1. 食宜益气固表

饮食宜清淡、均衡、粗细搭配，适当荤素配伍合理，多食益气固表的食物，少食荞麦（含致敏物质荞麦荧光素）、蚕豆、白扁豆、牛肉、鹅肉、鲤鱼、虾、蟹、茄子、酒、辣椒、浓茶、咖啡等辛辣之品，腥膻发物及含致敏物质的食物。

2. 药膳指导

（1）固表粥：乌梅 15 g、黄芪 20 g、当归 12 g，放砂锅中加水煎至沸腾，再用小火慢煎成浓汁，取出药垢再加水煎后取汁，两次药汁混匀，用汁煮粳米 100 g 成粥，加冰糖趁热食用，可养血消风、扶正固表。

（2）葱白红枣鸡肉粥：粳米 100 g、红枣 10 枚（去核）、连骨鸡肉 100 g，分别洗净，生姜切片，香菜、葱切末，锅内加水适量，放入鸡肉、姜片，大火煮开，然后放入粳米、红枣，熬煮 45 min 后加入葱白、香菜，调味服用，可用于过敏性鼻炎及鼻塞、打喷嚏、流清涕。

3. 起居避免过敏原

居室宜通风良好，保持室内清洁，被褥、床单要经常洗晒，可防止对尘螨过敏，室内装修后不宜立即搬进居住，应打开窗户让甲醛等挥发干净，再搬进新居。春季室外花粉较多时，要减少室外活动时间，以防止对花粉过敏。不宜养宠物，以免对动物过敏。起居应有规律，保持充足的睡眠时间。

4. 加强体育锻炼

积极参加各种体育锻炼，增强体质，天气寒冷时进行锻炼要注意防寒保暖，防止感冒。

六、体质划分实现因人制宜治未病

（一）了解自身体质是治未病的前提

治未病实际是对自己的健康状况进行管理，这种管理通过健康评价，针对不同的健康问题和危险因素来制定改善目标，选用针对目标的干预措施，最终达到有效降低危险因素的目的。中医学家、中国工程院院士王琦教授说："这个过程中，从健康到亚健康再到疾病，体质因素的影响不可忽视，各种体质偏颇是疾病发生的内在依据。同时，正是由于体质的不同，机体疾病的发生与转归也不尽相同。因此，通过体质辨识，实现个性化的、有针对性的健康管理是治未病的前提。"

《中医体质分类与判定》能在一定程度上对人群及个体的体质进行量化评价，为体质分类提供一个标准化的工具盒方法，因而可被广泛应用于体质与疾病的相关研究、全国大样本流行病学调查研究、亚健康人群生命质量的评价研究、疾病防治的应用研究，并应用于健康管理及中医体质分析。

（二）因人制宜是体质划分的目的

因人制宜就是个体化的诊疗，目前个体化的思想正逐步体现在医学实践中，这将是未来医学发展的方向。如何实践个体化诊疗是中医、西医、中西医结合以及多学科共同关注的问题，其关键是要找到适宜的方法和途径。其实，划分体质的目的就是进行个体化的诊疗。

体质是个体相对稳定的生理特性。这种特性在很多情况下可以决定个体对某些致病因子的易感性和病理过程的倾向性，从而成为疾病预防和治疗的重要依据。中医体质辨识是以人的体质为认知对象，根据体质状态及不同体质分类的特性，把握其健康与疾病的整体要素与个体差异，制定防治原则，选择相应的治疗预防、养生方法，从而进行因人制宜的干预措施。体质辨识需要科学评价体质和能对其进行科学分类的测量工具。王琦教授说："我们制定的中医体质分类判定标准科学规范，对于个体体质类型的辨识具有较强的可操作性，应用其进行个体的体质辨识，从而认识个体差异性、从而实现个性化养生、预防、治疗、康复，因而对个体治疗具有广泛而重要的实际应用价值。"

（三）个体体质和环境年龄相关

流行病学调查显示：平和质在9种体质类型中占32.75%，8种偏颇体质中居于前4位的体质类型是气虚质、湿热质、阴虚质、气郁质，分别占12.71%、9.8%、8.8%和8.73%，合计占40.04%，是当代人群中主要的偏颇体质类型。

王琦教授说："人的体质与他所处的自然和社会环境密切相关，其饮食结构、风俗习惯、宗教信仰、生存环境都会影响到个体体质。流行病学调查结果显示，我国东部地区湿热体质较多；南部地区湿热体质和血瘀体质较多；西部地区气虚体质、阴虚体质较多，阳虚体质较少；华北地区湿热体质较多；东北地区气虚体质、阳虚体质较多。气虚体质在西部和东北较多，可能与西部高海拔地区低气压、低氧分压的特殊地理环境，以及东北冬季长，春秋气温比较低有关。阴虚体质在西部较多，可能与西部地区多风、干燥、强紫外线辐射等特殊气候环境有关。湿热体质在南部和东部较多，可能与南部和东部地区高温多雨、易酿生湿热，高热量饮食习惯有关，即所谓'一方水土养一方人'。"

在个体生命的不同阶段，体质会不断演变，各不相同。随着年龄增高，平和体质逐步减少，气虚体质、阳虚体质、血瘀体质逐步增加，中老年人痰湿体质多见，可能与其生活趋于稳定，且总体生活水平提高有关。年轻人中阴虚体质、湿热体质、气虚体质多见。研究表明，男性平和体质、痰湿体质、湿热体质明显多于女性；女性血瘀体质、阳虚体质、气郁体质明显多于男性。

（四）针对个体差异实施个体化诊疗

如今，医学研究的重点正在改变，从研究"人的病"到研究"病的人"。世界医学界一直关注研究人类体质现象，但尚缺少个体分类方法。韩医四象医学源于《灵枢·通天》"五态人"，韩医界普遍认为四象医学是韩国的民族遗产，并已进行深入研究；日本一贯堂医学也创立了独自的体质医学体系，与中医学形成竞争态势。目前的医学还是以治愈疾病为主要目的的医学，针对个体差异的个体化诊疗还在探索之中，尚未得到真正的贯彻实施。如何实施个体化诊疗是中医、西医、中西医结合以及多学科共同关注的问题，其关键是要找到适宜的方法和途径。《中医体质分类与判定》可以充当这个角色。

体质可以进行调整，个体在生长壮老的生命过程中受环境、精神、疾病等内外环境中诸多因素的影响，可能发生变化，体质只是具有相对的稳定性，同时具有动态可变性，通过体质划分可以实现因人制宜治未病。

七、中医十二时辰养生法（子午流注法）

子时（夜里11点至次日凌晨1点）：养胆经。很多人晚上吃完饭以后，八九点就昏昏欲睡，但一到11点就清醒了，就是因为阳气开始生发，所以最好在11点前睡觉，这样才能慢慢地把这点生机给养起来，人的睡眠与人的寿命有很大关系，睡觉就是在养阳气。

丑时（凌晨1点至3点）：养肝经。这个时辰一定要有好的睡眠，否则肝就养不起来，不睡觉、应酬、喝酒会加重肝脏疏泄毒素的负担，影响养肝血。

寅时（凌晨3点至5点）：养肝经。人睡得最熟的时候应该是3点到5点，这个时候恰恰是人体气血由静转动的过程，它是通过深度睡眠来完成的。有心脏病的人一定要晚点起来，而且动作要缓慢，也不主张早上锻炼。

卯时（早晨5点至7点）：养大肠经。这是人体正常排便的时候，可把体内垃圾、毒素排出来。排便不畅，应该憋一口气，而不是攥拳。

辰时（早晨7点至9点）：养胃经。这个时候是天地阳气最旺的时候，也是最容易消化的时候，因为有脾经和胃经在运化，所以早饭一定要吃多、吃好。

巳时（上午9点至11点）：养脾经。脾是主运化的，早上吃的饭在这个时候开始运化。如果脾出了毛病，五脏六腑都会不舒服。如果人体出现消瘦、流口水、水肿等问题，大都属于脾病。

午时（上午11点至下午1点）：养心经。午时是天地气机的转换点，宜养神、养气、养筋，应午睡小憩。

未时（下午1点至3点）：养小肠经。小肠是主吸收的，它的功能是吸收被脾胃腐熟的食物精华，然后把它分配给各个脏器。中午要吃好，营养价值要丰富一些。

申时（下午3点至5点）：养阳膀胱经。最宜多喝水，及时排尿。

酉时（下午5点至晚上7点）：养肾经。人的元气藏于肾，此时按摩肾经穴位（肾俞、涌泉），可补肾。

戌时（晚上7点至9点）：养心包经。保持心情愉快，晚餐不宜油腻、过饱，饭后散步。

亥时（晚上9点至11点）：养三焦经。此时睡眠可使百脉休养生息。

第二章 心血管系统疾病

第一节 高血压

高血压（hypertension）是指以体循环动脉血压升高（收缩压不小于 140 mmHg，舒张压不小于 90 mmHg）为主要特征，可伴有心、脑、肾等器官的功能或器质性损害的临床综合征。高血压可分为原发性高血压和继发性高血压，本节所言为原发性高血压。

高血压属于中医学"眩晕""头痛"范畴，可由情志不遂肝气上逆，或年老肝肾不足，水不涵木，或跌仆损伤瘀血内阻所致，主要与肝肾相关，病程一般较长，病性多为虚实夹杂。

一、诊断

（一）西医诊断

诊断标准参考《中国高血压防治指南》。未用降压药的情况下，收缩压不小于 140 mmHg 和/或舒张压不小于 90 mmHg 诊断为高血压。收缩压不小于 140 mmHg 而舒张压小于 90 mmHg 为单纯性收缩期高血压。既往有高血压病史，目前正在用抗高血压药，血压虽然低于 140/90 mmHg，亦应诊断为高血压。

（二）中医诊断

诊断标准参考《中医内科学（新世纪第五版）》。头痛、头晕（轻者闭目即止，重者如坐车船，甚则仆倒）、面红、目赤、急躁易怒、肢体麻木为主症，可伴恶心呕吐、耳鸣耳聋、汗出、面色苍白等。

（三）中医证候诊断

（1）肝火亢盛证：头胀头痛，眩晕耳鸣，面红目赤，急躁易怒，口苦口干，胁肋灼痛，失眠多梦，便秘溲赤，舌红，苔黄，脉弦数。

（2）阴虚阳亢证：眩晕头痛，面赤烘热，腰膝酸软，耳鸣健忘，五心烦热，心悸失眠，咽干口燥，舌质红，苔薄白或少苔，脉弦数或弦劲有力。

（3）气阴两虚证：头晕目眩，神疲乏力，汗出气短，纳呆食少，五心烦热，心悸失眠，腰酸耳鸣，舌质淡红，苔薄或少，或有裂纹，脉细数。

（4）阴阳两虚证：眩晕头痛，耳鸣如蝉，心悸气短，腰膝酸软，夜尿频多，失眠多梦，筋惕肉瞤，畏寒肢冷，舌胖嫩，苔白，脉沉细无力。

(5) 痰湿壅盛证：眩晕头痛，头重如裹，胸闷腹胀，神疲倦卧，心悸失眠，口淡食少，呕吐痰涎，舌体胖大，苔白腻，脉滑或缓。

(6) 瘀血阻络证：头晕头痛，痛如锥刺，固定不移，面色黧黑，肌肤甲错，口唇青紫，漱水不咽，月经失调，舌青紫有瘀斑，脉涩或细。

(7) 湿热内蕴证：头晕头胀，胸闷气短，身热汗多，脘腹不舒，大便不畅，口苦口干，不欲饮水，舌体大，舌质红，苔薄黄腻。

二、治疗

治疗以补虚泻实为原则，依据风、火、痰、瘀的不同，分别采用息风、降火、化痰、化瘀等治法泻其实，根据气血阴阳的偏衰补其虚。

（一）辨证论治

1. 肝火亢盛证

(1) 治法：清泻肝火，平肝潜阳。

(2) 方药：泻青丸（《小儿药证直诀》）或龙胆泻肝丸（《兰室秘藏》）加减。组成为龙胆草 9 g、黄芩 10 g、栀子 6～10 g、生地黄 10 g、柴胡 10 g、当归 15 g、生甘草 6 g、酒大黄 6 g。

(3) 加减：肝郁失疏者，加麦芽 15 g、茵陈 15 g；血瘀者，加丹参 15 g、三七粉（冲）3 g；失眠心悸者，加珍珠母 30 g、酸枣仁 30 g、远志 10 g；兼阴分不足者，加玄参 15 g、白芍 15 g；头痛明显者，加蔓荆子 15 g；肝火旺者，可加培育牛黄 0.3 g。

(4) 中成药：清肝降压胶囊，清热平肝，补益肝肾。口服，每次 4 粒，每日 3 次。

2. 阴虚阳亢证

(1) 治法：滋阴平肝潜阳。

(2) 方药：天麻钩藤饮（《杂病证治新义》）加减。组成为天麻 10 g、钩藤 10 g、菊花 10 g、白蒺藜 10 g、夏枯草 10 g、生杜仲 15 g、益母草 30 g、茯苓 15 g、牡丹皮 12 g、生龙骨 30 g、生牡蛎 30 g、生地黄 15 g、牛膝 15 g。

(3) 加减：头后部或颈部发紧者，加葛根 30 g、川芎 10 g；眠差者，加酸枣仁 30 g、首乌藤 30 g；耳鸣耳聋者，加石菖蒲 15 g、远志 10 g；头痛明显者，加羚羊角粉 0.3 g。

(4) 中成药：天麻钩藤冲剂，平肝息风，清热活血，平补肝肾。口服，每次 1～2 袋，每日 3 次。

3. 气阴两虚证

(1) 治法：益气培元，滋阴降火。

(2) 方药：生脉散（《医学启源》）加减。组成为太子参 30 g、麦冬 10 g、五味子 10 g、熟地黄 10 g、山药 15 g、山茱萸 10 g、茯苓 15 g、天麻 10 g、钩藤 15 g、牛膝 15 g。

(3) 加减：气虚明显，浮肿便溏者，加黄芪 30 g、炒白术 10 g；阴虚明显，口干烦热者，加沙参 10 g、石斛 10 g；失眠者，加酸枣仁 30 g、茯神 10 g；心悸怔忡者，加生龙骨 30 g、生牡蛎 30 g；头晕明显者，加怀牛膝 20 g、玉米须 20 g。

(4) 中成药：生脉胶囊，益气培元。口服，每次 4 粒，每日 3 次。

4. 阴阳两虚证

（1）治法：滋养肝肾，温补肾阳。

（2）方药：肾气丸（《金匮要略》）或济生肾气丸（《济生方》）加减。组成为熟地黄 15～20 g、山茱萸 15 g、山药 30 g、茯苓 15 g、牡丹皮 10 g、泽泻 15 g、钩藤 10 g、川芎 10 g、菊花 10 g、补骨脂 10 g、巴戟天 10 g、炮附子 6 g。

（3）加减：小便频数者，加益智仁 10 g、桑螵蛸 15 g；偏于阳虚，下肢浮肿、四肢凉者，加淫羊藿 10 g；偏于阴虚，烘热汗出者，去附子，加黄柏 10 g、知母 10 g；少寐多梦者，加炒酸枣仁 30 g、首乌藤 30 g。

（4）中成药：济生肾气丸，滋养肝肾。口服，每次 6 g，每日 3 次。

5. 痰湿壅盛证

（1）治法：化痰祛湿通络。

（2）方药：半夏白术天麻汤（《医学心悟》）合温胆汤（《备急千金要方》）加减。组成为半夏 9 g、橘红 10 g、茯苓 15 g、甘草 6 g、竹茹 10 g、枳壳 10 g、石菖蒲 15 g、远志 10 g、炒酸枣仁 30 g、白术 15 g、天麻 10 g。

（3）加减：血脂高者，加决明子 15 g、山楂 15 g；肢体麻木者，加桑枝 10 g、僵蚕 10 g。

（4）中成药：牛黄降压丸，清心化痰，镇静降压。口服，每次 30 粒，每日 2～3 次。

6. 瘀血阻络证

（1）治法：活血化瘀。

（2）方药：血府逐瘀汤（《医林改错》）加减。组成为桃仁 10 g、红花 10 g、当归 10 g、白芍 15 g、川芎 10 g、生地黄 10 g、柴胡 10 g、枳壳 10 g、牛膝 15 g、桔梗 9 g。

（3）加减：兼有气虚者，加黄芪 30 g、党参 15 g；兼有气滞者，加香附 10 g、檀香 10 g；久病入络者，加水蛭 5 g、蜈蚣 2 条。

（4）中成药：松龄血脉康，平肝潜阳，镇心安神，活血化瘀。口服，每次 2～6 粒，每日 3 次。

7. 湿热内蕴证

（1）治法：清热利湿，升清降浊。

（2）方药：菖蒲郁金汤（《温病全书》）加减。组成为石菖蒲 12 g、郁金 12 g、连翘 12 g、竹叶 6 g、牡丹皮 10 g、莲心 3 g、灯心草 3 g、柴胡 10 g、黄芩 10 g、泽泻 15 g、陈皮 10 g、茯苓 15 g。

（3）加减：兼有胸闷者，加藿香梗 12 g、荷叶梗 12 g；兼有肢体麻木者，加豨莶草 20 g、木贼草 10 g。

（4）中成药：复方罗布麻片，平肝潜阳，化痰降浊。口服，每次 2 粒，每日 3 次。

（二）病证结合治疗

根据病证结合的原则，在高血压治疗过程中，坚持中西医结合治疗，发挥中药优势，改善临床症状，防止和延缓并发症的发生，减少不良反应，降低西药用量。

1. 治疗原则

最大限度降低心脑血管并发症的发生和总体死亡风险。高危和极高危患者在改善生活方式的同时立即开始药物治疗。中危患者在改善生活方式的同时，可以监测血压和其他危险因素3~6个月，若收缩压不小于140 mmHg或舒张压不小于90 mmHg，则开始药物治疗；若收缩压小于140 mmHg，舒张压小于90 mmHg，则继续监测血压。低危患者可监测血压及其他危险因素3~12个月，若收缩压不小于140 mmHg或舒张压大于90 mmHg，则开始药物治疗；若收缩压小于140 mmHg或舒张压小于90 mmHg，则继续监测血压。

2. 常用药物

（1）血管紧张素转换酶抑制药（angiotensin-converting enzyme inhibitor, ACEI）：卡托普利12.5~25 mg，每日2~3次；贝那普利5~20 mg，每日1次；福辛普利10~40 mg，每日1次；依那普利5~40 mg，每日1~2次。

（2）利尿药：吲达帕胺2.5~5.0 mg，每日1次；氢氯噻嗪6.25~12.5 mg，每日1次；氨苯蝶啶25~50 mg，每日1次。

（3）β受体阻断药：美托洛尔25~50 mg，每日2次；比索洛尔2.5~10 mg，每日1次；卡维地洛（该药还兼有α受体阻断作用）12.5~25 mg，每日1次。

（4）钙拮抗药（钙通道阻滞药）：硝苯地平控释剂30~90 mg，每日1次；硝苯地平缓释剂10~30 mg，每日2次；氨氯地平2.5~10 mg，每日1次；尼莫地平20~40 mg，每日3次；非洛地平2.5~20 mg，每日1次；缓释地尔硫䓬60~180 mg，每日1次。

（5）血管紧张素Ⅱ受体拮抗药（angiotensin receptor blocker, ARB）：氯沙坦25~100 mg，每日1次；缬沙坦80 mg，每日1次；厄贝沙坦150 mg，每日1次；替米沙坦80 mg，每日1次。

（6）α受体阻断药：乌拉地尔30~60 mg，每日2次；特拉唑嗪0.5~6 mg，每日1次。

（7）复方制剂：降压0号1~2片，每日1次；复方罗布麻片1~3片，每日3次。

（三）高血压危象治疗

高血压危象是指原发性或继发性高血压在疾病发展过程中，由于某些诱因的作用，血压急剧升高，病情急剧恶化，以及高血压引起的心脏、脑、肾等主要器官功能严重受损的并发症。

1. 高血压危象的类型

《中国高血压防治指南》根据是否合并存在急性靶器官损害和是否需要立即降压治疗而将高血压危象分为高血压急症和次急症。

（1）高血压急症：指血压严重升高（大于180/120 mmHg）并伴进行性靶器官功能不全的表现，需要立即降压治疗以阻止或减少靶器官进一步损害。主要包括高血压脑病、颅内出血、急性心肌梗死、急性左心力衰竭伴肺水肿、不稳定性心绞痛、主动脉夹层动脉瘤。

（2）高血压次急症：指血压严重升高但不伴靶器官损害。

2. 高血压急症的治疗

这类病人应进入加强监护室，持续监测血压和尽快应用适合的降压药。降压目标是静脉输注降压药，1 h内使平均动脉血压迅速下降但不超过25%，在以后的2~6 h内血压降至 160/(100~110) mmHg，在以后 24~48 h 内血压逐步降低至正常水平。有些高血压急症患者用口服短效降压药可能有益，如卡托普利、拉贝洛尔、可乐定。急症常用降压药有硝普钠（静脉）、尼卡地平、乌拉地尔、二氮嗪、肼苯达嗪、拉贝洛尔、艾司洛尔、酚妥拉明等。常用治疗方法如下：

（1）硝普钠：12.5~50 μg/min 起始，血压降至 150/100 mmHg 时减慢滴速，每隔 5~10 min 测血压 1 次，直到血压为 130/80 mmHg 左右时，维持点滴至症状缓解。本药降压作用迅速，停药后作用在 3~5 min 消失。长时间或大剂量使用时应注意硫氰酸中毒。

（2）硝酸甘油：起始剂量为 20 μg/min，每隔 5~10 min 可增加 5 μg/min，最大剂量为 100~200 μg/min。

（3）乌拉地尔：首剂 12.5~25 mg 静脉注射，然后静脉滴注维持，0.4~2 mg/min。当静脉使用降压药物将血压满意控制时，应逐渐过渡到用口服降压药物替代静脉用药，并长期将血压控制在理想范围内。

（四）外治法

1. 足浴法

芫蔚子、钩藤、桑白皮各 50 g，共煎水浸泡双足 30 min；或邓铁涛足浴方（怀牛膝 30 g、川芎 30 g、天麻 10 g、钩藤 10 g、夏枯草 10 g、吴茱萸 10 g、肉桂 10 g）煎水浸泡双足 30 min。

2. 穴位贴敷法

白芥子、甘遂、延胡索、细辛、丹参、钩藤、杜仲、罗布麻等量共研细末，鲜姜汁调和贴敷于肝俞、肾俞、涌泉、太冲、神阙、气海、关元等穴位。

3. 穴位埋线法

取曲池、足三里、心俞、太冲等穴位，每次埋 15~20 天，适用于本病阴阳失调者。

4. 耳针疗法

皮质下、神门、心、肝、肾、交感、高血压点、降压沟等，每穴捻针 0.5 min，留针 30 min，每日 1 次。掀针埋藏，或王不留行子按压，每次选 2~3 穴，埋针 1~2 天，10 天为 1 个疗程。

5. 穴位注射

取太冲、曲池、肝肾、肾俞，以川芎嗪 10 mg 注射，每日 1 次。

（五）针灸疗法

主穴：风池、曲池、足三里、太冲。

加减：肝火亢盛加行间、太阳，阴虚阳亢加太溪、三阴交、神门，痰湿内盛加丰隆、内关，阴阳两虚加气海、关元（灸）。

三、中医疗效评价

（1）改善症状，提高生存质量。

（2）减少西药用量，减毒增效，提高降压平滑指数。

（3）保护心、脑、肾等器官，改善预后。

第二节 冠心病

冠心病即冠状动脉性心脏病（coronary heart disease，CHD），包括冠状动脉粥样硬化使管腔狭窄或阻塞导致心肌缺血、缺氧而引起的心脏病（冠状动脉粥样硬化性心脏病）和冠状动脉痉挛，亦称为缺血性心脏病。心绞痛是冠状动脉供血不足，心肌急剧的、暂时的缺血与缺氧所引起的临床综合征，是冠心病最主要和最常见的类型。阵发性的前胸压榨性疼痛感觉是其特点，可放射至左上肢，持续数分钟，经休息或用硝酸酯制剂后可以缓解。劳累、情绪变化、饱食、受寒、血压升高等为心绞痛的常见诱因。

本病属于中医学"胸痹""心痛""厥心痛"等范畴。病因多为年老肾虚、饮食不节、情志失调、寒邪侵袭、劳逸失度等，病位在心，与心、肝、脾、肾诸脏相关，多属本虚标实之证，常在心气、心阳、心阴不足或脏腑功能失调的基础上兼夹痰浊、气滞、血瘀、寒凝等病变，产生不通则痛或不荣则痛的表现。

一、诊断

1. 西医诊断

参照国际心脏病学会和协会及世界卫生组织临床命名标准化联合专题组报告《缺血性心脏病的命名及诊断标准》、2007 年《中国慢性稳定性心绞痛诊断与治疗指南》等标准诊断：①心绞痛的症状和体征；②心肌缺血的客观依据，其发作时有心电图 ST-T 段的缺血性改变，心电图运动试验阳性，心肌灌注显影试验提示心肌缺血性改变，冠状动脉造影提示有狭窄。

具备上述第①项和第②项中任何一项者可诊断为心绞痛。

2. 中医诊断

参照中华人民共和国中医药行业标准——《中医病证疗效诊断标准》中胸痹心痛的诊断依据进行诊断：左侧胸膺或膻中处突发憋闷而痛，疼痛性质为灼痛、绞痛、刺痛或隐痛、含糊不清的不适感等，疼痛常可窜及肩背、前臂、咽喉、胃脘部等，甚者可经手少阴、手厥阴经循行部位窜至中指或小指，常兼心悸。突然发病，时作时止，反复发作。持续时间短暂，一般几秒至数十分钟，经休息或服药后可迅速缓解。多见于中年以上，常因情志波动、气候变化、多饮暴食、劳累过度等而诱发。亦有无明显诱因或安静时发病者。

心电图应列为必备的常规检查，必要时做动态心电图、心电图运动试验。休息时心电图明显心肌缺血，心电图运动试验阳性，有助于诊断。

3. 中医证候诊断

（1）心气虚损证：隐痛阵作，气短乏力，神疲自汗，面色少华，纳差脘胀，苔薄白质淡，脉沉细或代或促。

（2）心阴不足证：隐痛胸闷，忧思多虑，口干梦多，眩晕耳鸣，惊惕不宁，多梦不寐，苔净或少苔或苔薄黄，舌质红，脉细数或代、促。

（3）气阴两虚证：隐痛阵作，气短乏力，五心烦热，汗多口干，舌红少苔或舌淡薄黄，脉细数或结、代。

（4）心阳不振证：闷痛时作，畏寒肢冷，面白无华，肢体肿胀，汗出少尿，质淡胖苔薄白，脉沉细弱或沉迟或结、代。

（5）痰浊闭塞证：闷痛痞满，时缓时急，口黏乏味，纳呆脘胀，头重呕恶，肢体倦怠，苔腻或黄或白滑，脉滑或数。

（6）心血瘀阻证：刺痛定处，疼痛部位固定不移，多在午后夜间发作或加重，面晦唇青，怔忡不宁，爪甲发青，舌质紫黯或见紫斑或舌下脉络紫胀，脉涩或结、代。

（7）寒凝心脉证：心胸痛，遇寒痛甚，甚则心痛彻背，背痛彻心，手足逆冷，畏寒喜热，舌质淡或质青，苔白滑，脉沉迟或沉紧。

（8）气滞血瘀证：胸痛时作，痛无定处，时欲太息，遇情志不遂时诱发或加重，胸胁胀满，善太息，急躁，唇舌紫暗，脉弦涩。

二、治疗

发作期治疗："急则治其标，缓则治其本。"发作时选用速效救心丸，每次含服 5～10 丸；麝香保心丸，每次含服 1～2 粒或吞服。也可配合川芎嗪针、丹参针、生脉针，静脉滴注。

缓解期治疗：依据辨证结果，选用治法方药。

（一）辨证论治

1. 心气虚损证

（1）治法：补益心气。

（2）方药：归脾汤（《正体类要》）加减或保元汤（《博爱心鉴》）加减。组成为西洋参 10 g、生黄芪 30 g、炙甘草 6 g、炒酸枣仁 30 g、木香 6 g、龙眼肉 10 g、桂枝 9 g、炒白术 12 g、茯苓 15 g、当归 12 g、远志 9 g、陈皮 10 g。

（3）加减：兼唇舌紫暗者，加丹参 12 g、当归 12 g；兼心烦失眠者，加柏子仁 12 g、麦冬 15 g；兼口苦心烦、口舌生疮者，加黄连 6 g、竹叶 6 g。

（4）中成药：人参归脾丸，补益心脾。口服，每次 9 g，每日 3 次。

2. 心阴不足证

（1）治法：滋养心阴。

（2）方药：天王补心丹（《校注妇人良方》）加减。组成为丹参 15 g、太子参 15 g、茯苓 30 g、五味子 6 g、麦冬 12 g、天冬 10 g、生地黄 12 g、玄参 15 g、远志 9 g、炒酸枣仁 30 g、柏子仁 12 g、桔梗 12 g。

（3）加减：兼唇舌紫暗、胸痛固定者，加桃仁 12 g、红花 12 g；兼心烦、失眠者，加炒栀子 10 g、淡豆豉 12 g；兼气短、气喘、乏力，动则加重者，加生黄芪 30 g、西洋参 10 g。

（4）中成药：天王补心丹，滋阴养血，补心安神。口服，每次 9 g，每日 3 次。

3. 气阴两虚证

（1）治法：益气养阴。

(2) 方药：生脉散（《备急千金要方》）加减。组成为麦冬 15 g、五味子 12 g、炙甘草 6 g、西洋参（另煎兑服）10 g、白芍 12 g、茯苓 30 g、生地黄 15 g、阿胶（烊化）12 g、玄参 12 g。

(3) 加减：兼唇舌紫暗、胸痛甚者，加丹参 15 g、桃仁 12 g、三七粉（冲）3 g；兼心烦、失眠者，加酸枣仁 30 g、柏子仁 12 g；兼气短、乏力，动则加重者，加生黄芪 30 g、山药 15 g。

(4) 中成药：生脉饮，益气养阴。每次服 10 mL，每日 3 次。

4. 心阳不振证

(1) 治法：温阳宣痹。

(2) 方药：瓜蒌薤白白酒汤（《金匮要略》）合右归饮（《景岳全书》）加减。组成为制附子（先煎）12 g、熟地黄 12 g、山药 12 g、红参（另煎兑服）6 g、枸杞子 12 g、山茱萸 12 g、杜仲 12 g、瓜蒌 12 g、薤白 6 g、当归 12 g。

(3) 加减：兼大汗出、脉微欲绝者，加生龙骨（先煎）30 g、山茱萸 15 g、生牡蛎（先煎）30 g；兼胸痛遇寒加剧者，加高良姜 12 g、肉桂 3 g、细辛 3 g；兼胸胁胀痛、善叹息者，加郁金 12 g、延胡索 12 g；兼尿少、浮肿者，加茯苓 30 g、泽泻 15 g。

(4) 中成药：麝香保心丸，芳香温通，益气强心。每次 1～2 粒，含服或吞服，每日 3 次。

5. 痰浊闭塞证

(1) 治法：化痰宣痹。

(2) 方药：瓜蒌薤白半夏汤（《金匮要略》）合温胆汤（《备急千金要方》）加减。组成为瓜蒌 12 g、薤白 12 g、法半夏 9 g、陈皮 9 g、茯苓 30 g、枳实 10 g、石菖蒲 10 g、竹茹 12 g、白术 12 g。

(3) 加减：兼气虚者，加生黄芪 30 g、山药 15 g；兼痰黏稠、色黄、苔黄腻者，加黄连 6 g、胆南星 6 g、竹沥 10 g；兼舌暗紫或有瘀斑者，加全蝎 4.5 g、桃仁 12 g、红花 12 g。

(4) 中成药：速效救心丸，益气活血，化痰通络。每次含服 4～6 粒，每日 2 次或必要时即刻含服。

6. 心血瘀阻证

(1) 治法：活血化瘀。

(2) 方药：桃红四物汤（《医宗金鉴》）合（或）丹参饮（《时方歌括》）加减。组成为桃仁 12 g、红花 12 g、当归 12 g、白芍 15 g、川芎 10 g、生地黄 12 g、丹参 15 g、砂仁 6 g、白术 12 g。

(3) 加减：兼胸痛剧烈者，加炙水蛭 4.5 g、全蝎 4.5 g；兼胸闷胀痛、善太息者，加延胡索 12 g、枳壳 12 g、郁金 12 g；兼胸痛遇寒加重，脉沉细或沉迟，加细辛 3 g、干姜 6 g。

(4) 中成药：复方丹参滴丸，活血化瘀，理气止痛。口服，每次 10 粒，每日 3 次。

7. 寒凝心脉证

(1) 治法：温通心阳，散寒止痛。

(2) 方药：当归四逆汤（《伤寒论》）合瓜蒌薤白白酒汤（《金匮要略》）加减。组成为桂枝 10 g、当归 12 g、芍药 9 g、细辛 3 g、沉香 10 g、干姜 6 g、薤白 10 g、瓜蒌 12 g。

(3) 加减：兼唇舌紫暗、脉涩者，加檀香 12 g、红花 12 g；兼苔白厚腻、脉滑者，加石菖蒲 12 g、胆南星 6 g、莱菔子 15 g；兼气短气喘，动则加重者，加红参 6 g、炙黄芪 30 g。

(4) 中成药：麝香保心丸，芳香温通，益气强心。每次 1～2 粒，含服或吞服，每日 3 次。

8. 气滞血瘀证

(1) 治法：理气活血，通络止痛。

(2) 方药：血府逐瘀汤（《医林改错》）加减。组成为柴胡 10 g、枳壳 12 g、香附 12 g、赤芍药 12 g、川芎 12 g、桃仁 12 g、红花 12 g、当归 12 g、生地黄 12 g、川牛膝 15 g、桔梗 12 g。

(3) 加减：兼苔腻者，加苍术 12 g、瓜蒌 12 g；兼心烦易怒、口干、舌红、苔黄、脉数者，加栀子 6 g、黄连 6 g；兼便秘者，加当归 12 g、枳实 12 g、生大黄（后下）6 g。

(4) 中成药：血府逐瘀口服液，活血化瘀，行气止痛。每次服 10 mL，每日 3 次。

（二）病证结合治疗

1. 药物治疗

(1) 发作时的治疗：立即安静休息，硝酸甘油含片舌下含化或硝酸甘油注射液、硝酸异山梨酯注射液静脉注射。

(2) 缓解时的治疗：硝酸酯类药物有硝酸甘油片、硝酸甘油皮肤贴片、二硝酸异山梨酯片、5-单硝酸异山梨酯片、硝酸甘油注射液等。

A. 钙拮抗药：硝苯地平片、地尔硫䓬片、维拉帕米片、尼卡地平片、尼群地平片、苯磺酸氨氯地平片等。

B. β 受体阻断药：普萘洛尔、阿替洛尔、美托洛尔、比索洛尔等。禁用于冠状动脉痉挛发作者或伴有周围血管疾病者。

C. 抗血小板药物：阿司匹林、氯吡格雷等。

D. 调脂药物：他汀类药如辛伐他汀、普伐他汀、洛伐他汀、阿托伐他汀、氟伐他汀等。贝特类药如非诺贝特等。

E. 血管紧张素转换酶抑制药类药物：卡托普利、贝那普利、雷米普利、赖诺普利、福辛普利等。

F. 调节心肌代谢类药物：曲美他嗪等。

G. 抗凝药物：肝素、低分子肝素、华法林等。

H. 溶栓药物：尿激酶、链激酶、组织纤溶酶原激活药等。

2. 经皮冠状动脉介入治疗

经皮穿刺冠状动脉腔内成形术加冠状动脉腔内支架置入术，用于药物治疗不能控制的心绞痛患者。

3. 冠状动脉旁路移植术

冠状动脉旁路移植术用于内科治疗无效或不宜经皮冠状动脉介入治疗者。

辨证与辨病相结合治疗冠心病心绞痛时，应根据患者的不同情况在辨证的基础上灵活组方遣药。如对于不稳定性心绞痛的患者，可加用三七；经皮冠状动脉腔内成形术后再狭窄患者，伍用地龙行气活血、通络止痛；急性心肌梗死患者多合用左归饮；兼有湿热瘀阻者则选用当归拈痛汤，常能取得显著疗效。在用活血化瘀法的同时，不能忽视痰浊湿阻，善用沉香、瓜蒌、半夏等，方药多佐用二陈汤、温胆汤等，可加用人参、黄芪、甘草等；素体阴虚者，可将方中人参改为南北沙参。女子多用当归、赤芍、川芎等养血活血；男性多合并有肾虚，临证在活血止痛的基础上加用熟地黄、山药、山茱萸等。老年心力衰竭者则加入淫羊藿补肾壮阳。

(三) 针灸疗法

1. 辨证分型

气滞血瘀、心阴亏虚、心阳不振、痰湿中阻、寒凝心脉。

2. 取穴

内关、心俞、膻中、通里、足三里、间使。

3. 手法

每次选用4～5个穴位，轮流使用，连续治疗10次后可停针数日，再行治疗。对心阳不振、寒凝心脉者可加灸法。

4. 加减

气滞血瘀配膈俞、阴郄，心阴亏虚配阴郄、太溪、三阴交，心阳不振配命门（灸）、巨阙，痰浊中阻配中脘、丰隆，寒凝心脉配关元（灸）、气海（灸）。

(四) 外治法

1. 穴位敷贴

（1）心绞痛宁膏：每次2帖，贴敷于心前区，24 h更换1次。

（2）麝香心绞痛膏：外敷于心前区痛处与心俞穴。

（3）补气活血软膏：将软膏贴于胸骨左缘及左第2肋间下 6 cm×6 cm 范围，每次 5 g，每日 2 次，15 天为1个疗程。

2. 耳针

可选心、皮质下、交感区等穴埋针或埋豆，自行按压刺激，亦可达到缓解疼痛的目的。

3. 按摩

以拇指或手掌按揉心俞、膈俞、厥阴俞、内关、间使、三阴交、心前区阿是穴，每次 10 min。

三、中医疗效评价

(一) 有效

速效，5 min 内止痛；中长效，心绞痛分级降低1级以上。

(二) 显效

中医证候疗效判定：硝酸酯类药物用量降低一半及以上；休息时心电图为正常心电

图，或 ST 段下降治疗后回升 0.05 mV 以上。

第三节 心律失常

心律失常是指心脏起搏和传导功能紊乱而发生的心脏节律、频率或激动顺序异常，主要表现为心动过速、心动过缓、心律不齐和停搏。心律失常主要分为快速性心律失常和缓慢性心律失常两大类。心律失常的临床表现取决于节律和频率异常于血流动力学的影响，轻者出现心慌、心悸和运动耐量降低，重者可诱发或加重心功能不全，心脏骤停可引起晕厥或心脏性猝死。

本病属于中医学"心悸""怔忡"等范畴，亦见于有关脉律失常（数、疾、迟缓、促、涩、代、结）等的病症中。主要病因为外邪侵袭、七情刺激、饮食不节、体质虚弱等，其病位在心，但与其他脏腑密切相关。心失所养、心脉瘀阻、脏腑功能失调是基本病机，心悸、怔忡、脉律失常是其共同表现。

一、诊断

（一）西医诊断

参考 2016 年发布的《室性心律失常中国专家共识》《室上性快速心律失常治疗指南》。

（1）病史：涉及与心律失常相关症状及发作特点的病史。

（2）体格检查：心率及心律的改变，心音强度、有无杂音及附加音，心率和脉搏的关系，血压高低等。

（3）心电生理检查：发作期的心电图诊断、动态心电图、食管电生理检查、心腔电生理检查符合心律失常改变。

（二）中医诊断

参考中华中医药学会发布的《中医内科常见病诊疗指南》。自觉心中跳动，惊慌不安，不能自主，可见结脉、代脉、促脉等脉象。常有情志刺激、惊恐、紧张、劳倦、烟酒、咖啡、浓茶等诱发因素。

（三）中医证候诊断

（1）心气不足证：心悸短气，疲倦乏力，头晕自汗，动则加剧，舌质淡红，舌苔薄白，脉虚无力或兼促涩或结代。

（2）心神不宁证：心悸怔忡，善恐易惊，少受惊吓即坐立不安，失眠多梦，梦中惊醒，舌淡，苔白，脉虚数或时有结涩。

（3）阴虚火旺证：心悸不宁，心烦易怒，失眠多梦，或有低热，或五心烦热，口舌干燥，小便黄短，大便干结，舌红少津，脉细数或促涩。

（4）心血不足证：心悸眩晕，乏力，面色无华，唇色淡白，舌淡，脉细或结代。

（5）气阴两虚证：心悸怔忡，虚烦多梦，或自汗盗汗，或五心烦热，舌淡苔薄白，脉虚数或促涩，或结代。

（6）心脉瘀阻证：心悸不安，胸闷不舒，心前区刺痛，入夜尤甚，或见唇甲青紫，舌质紫暗或瘀斑、瘀点，脉涩或结代。

（7）痰扰心脉证：心悸胸闷，眩晕恶心，头重身倦，痰多咳嗽，舌苔浊腻，脉弦滑或涩、结代。

（8）心阳不足证：心悸不安，胸闷气短，面色苍白，畏寒肢冷，乏力气短，舌淡，苔白，脉虚微或兼迟缓，或涩、结代。

（9）心阳虚脱证：心悸气短，四肢厥冷，冷汗淋漓，面色苍白，表情淡漠，脉疾数、微弱欲绝或怪乱或促涩无力。

二、治疗

（一）辨证论治

1. 心气不足证

（1）治法：益气复脉。

（2）方药：益气复脉汤（验方）加减。人参10 g、黄芪25 g、麦冬15 g、五味子10 g、炙甘草12 g、当归15 g、熟地黄15 g。兼有血瘀加丹参、三七；兼有脾虚加木香、砂仁；睡卧不安加茯苓、合欢皮。

2. 心神不宁证

（1）治法：养心安神，镇惊定悸。

（2）方药：安神复脉汤（验方）加减。磁石（先煎）30 g、龙齿（先煎）30 g、琥珀（冲服）1.5 g、茯神15 g、石菖蒲12 g、人参6 g、远志10 g、柏子仁12 g、炙甘草12 g、麦冬15 g。兼有自汗加黄芪、煅牡蛎；胃肠不适、便溏则去磁石、远志、柏子仁，加益智仁、藿香。

3. 阴虚火旺证

（1）治法：清心复脉。

（2）方药：清心复脉汤（验方）加减。珍珠末（冲服）0.3 g、生地黄18 g、酸枣仁18 g、当归6 g、麦冬15 g、柏子仁12 g、莲心2 g、苦参12 g、龙齿（先煎）30 g、甘草6 g。心气虚弱、疲倦乏力加西洋参或太子参；心火炽盛去当归加黄连。

4. 心血不足证

（1）治法：养血复脉。

（2）方药：养血复脉汤（验方）加减。当归12 g、熟地黄15 g、黄芪20 g、人参6 g、阿胶（烊化）10 g、远志10 g、柏子仁10 g、酸枣仁15 g、木香（后下）10 g、炙甘草12 g。阴虚重去当归加西洋参，熟地黄改生地黄，加麦冬、五味子；兼心虚胆怯加生龙齿、珍珠末。

5. 气阴两虚证

（1）治法：益气养阴复脉。

（2）方药：生脉散（《备急千金要方》）加减。人参10 g、麦冬15 g、五味子10 g。气虚甚加黄芪；阴虚有热加天冬、生地黄、黄连、莲心、苦参；肾阴不足加龟甲、鳖甲；兼心脉瘀阻加丹参、三七。

6. 心脉瘀阻证

（1）治法：活血复脉。

（2）方药：活血复脉汤（验方）加减。桃仁12 g、红花12 g、赤芍12 g、生地黄18 g、香附12 g、丹参20 g、当归12 g、延胡索12 g、三七粉3 g、佛手12 g、甘草9 g。兼气虚去香附、青皮，加党参、黄芪；兼阳虚去青皮、生地黄、红花，加淫羊藿、熟附子、肉桂。若因瘀致虚，宜与补益方药联合应用，或在原方中减桃仁、红花、赤芍等，加黄芪、川芎、山茱萸等药。

7. 痰扰心脉证

（1）治法：涤痰复脉。

（2）方药：涤痰复脉汤（验方）加减。法半夏15 g、陈皮10 g、佛手12 g、胆南星12 g、党参18 g、茯苓15 g、石菖蒲12 g、甘草6 g。气虚加党参、黄芪；化热加黄连、竹茹、枳实。

8. 心阳不足证

（1）治法：温阳复脉。

（2）方药：温阳复脉汤（验方）加减。熟附子（先煎）15 g、干姜10 g、炙麻黄9 g、细辛6 g、炙甘草12 g。气虚加人参、黄芪；血瘀加降香、当归、川芎；痰阻心脉加瓜蒌皮、薤白、法半夏、石菖蒲；兼阳虚水泛加茯苓皮、猪苓、泽泻、桂枝。

9. 心阳虚脱证

（1）治法：回阳固脱复脉。

（2）方药：固脱复脉汤（验方）。人参20 g、熟附子（先煎）15 g、干姜10 g、肉桂3 g、黄芪30 g、麦冬15 g、五味子10 g、煅龙骨（先煎）30 g、煅牡蛎（先煎）30 g、炙甘草30 g。

（二）病证结合治疗

1. 药物治疗

根据心律失常的不同类型可以选择不同药理作用的抗心律失常中药和西药，以达到病证结合治疗心律失常的目的。

（1）抗快速心律失常药物：主要作用于心脏期前收缩、心动过速和心脏扑动或颤动的治疗。主按Vanghan Williams分类为Ⅰ类（钠离子通道阻断药，Ⅰa类包括奎尼丁、普鲁卡因胺、丙吡胺等，Ⅰb类包括利多卡因、苯妥英钠、美西律，Ⅰc类包括普罗帕酮、恩卡尼、氟卡尼等）、Ⅱ类（β受体阻断药，代表药物美托洛尔、普萘洛尔）、Ⅲ类（钾离子通道阻断药，代表药物胺碘酮）、Ⅳ类（钙拮抗药，代表药物维拉帕米、地尔硫䓬等）及其他药物（腺苷、洋地黄类）。

中药，如苦参、莲心、缬草、当归、石菖蒲、山豆根、甘松、三七、延胡索、地龙、卫矛等有阻滞心肌细胞膜钠离子通道的药理作用；生脉散、葶苈子、北五加皮、蟾酥等能抑制心肌细胞膜Na^+-K^+-ATP酶活性；佛手、淫羊藿、葛根能阻断β受体；粉防己、川芎、藁本、羌活、独活、红花、赤芍、丹参、茵陈、五味子具有拮抗钙通道作用；黄杨木、延胡索、黄连、木防己等能延长动作电位。

(2) 抗缓慢性心律失常药物：M-胆碱受体阻断药（代表药物阿托品）、β 肾上腺素能受体兴奋药（代表药物肾上腺素、异丙肾上腺素），以及其他药物（糖皮质激素、氨茶碱、烟酰胺、硝苯地平、甲状腺素等）。在西药的基础上可选用兴奋 β 受体的中药，如麻黄、附子、细辛、吴茱萸、椒目、丁香等。

(3) 病因治疗：病毒性心肌炎、心肌病所导致的心律失常，选用黄芪、淫羊藿或苦参、虎杖、射干等来清除病毒；冠心病所致心律失常，选用丹参、田七疏通心脉改善血供。

2. 非药物治疗

(1) 电复律：适用于心室扑动或颤动；药物治疗无效、有明显血流动力学障碍的室性或室上性心动过速；病因得到控制，药物不能复律的心房扑动或颤动。下列情况禁忌电复律：心腔内附壁血栓或 3 个月内发生过栓塞事件；快-慢综合征、完全性房室传导阻滞；洋地黄中毒、电解质紊乱、风湿活动等导致的快速性心律失常。心室扑动或颤动紧急复律无禁忌证。

(2) 导管射频消融：适用于预激综合征合并阵发性房颤、房室折返性心动过速；房室折返性心动过速、房速、典型房扑和特发性室性心动过速反复发作者；非典型房扑发作频繁、心室率不易控制者；非瓣膜病性房颤药物治疗无效者。导管射频消融可引起多种并发症，目前治疗快速性心律失常疗效较好。

(3) 外科手术治疗：较少采用。

（三）外治法

1. 耳针

(1) 选耳穴：心、神门、交感点。用 5 分毫针刺入，留针 30 min，每次行针 10 min，中等刺激，适用室上性心动过速及室性心动过速。反复发作者可用耳穴埋针或耳穴压药，每 3 日更换 1 次。

(2) 选耳穴：内分泌、心、神门、交感点、皮质下。用王不留行子贴压于耳穴上，每日按压 2~3 次，每次 15 min，10 次为 1 个疗程，治疗缓慢性心律失常。

2. 按摩

(1) 取心俞、膈俞、至阳穴，采用点、按、揉等手法进行刺激，由轻至重，每日 1 次，每次 15 min，10 次为 1 个疗程，治疗缓慢性心律失常。

(2) 病人仰卧，医生以拇指端顺时针按压左神藏穴或灵墟穴，治疗阵发性室上性心动过速。

（四）针灸疗法

(1) 取穴：取内关、神门、郄门、厥阴俞、膻中，平补平泻法，留针 10~15 min，适用于各种期前收缩。

(2) 独取膻中，用平补平泻法，留针 10~15 min，适用于阵发性心动过速。

(3) 针刺双侧内关，新发病及年轻体力尚强者重刺激，留针 3~5 min；对久病体虚者用补法轻刺激，留针 10~15 min，适用于各种期前收缩。

三、中医疗效评价

（1）改善症状：按照中医证候积分量表进行积分评价。
（2）提高生活质量：基于患者报告的结局指标（patient reported outcomes，PRO）量表及生活质量量表（SF-36健康简表）评分进行评价。
（3）消除抗心律失常药物的不良反应，缩短治疗周期。

第四节　心房颤动

心房颤动（atrial fibrillation，AF；简称房颤）是一种心房激动频率达350～600次/分的快速性心律失常。根据房颤的发作特点分为阵发性（反复发作，可自行终止，持续时间小于7天）、持续性（发作持续时间大于7天，经过治疗可转复窦律）、长期持续性（持续1年以上）和永久性房颤（患者和医生共同决定不再试图恢复/维持窦性心律）。

本病属于中医学"心悸""怔忡""胸痹"等范畴，主要病因为外邪侵袭、七情刺激、饮食不节、体质虚弱等，其病位在心，但与其他脏腑密切相关。心失所养、心脉瘀阻、脏腑功能失调是基本病机。

一、诊断

（一）西医诊断

参照中华医学会2015年发布的《心房颤动：目前的认识和治疗建议》及欧洲心脏病学会（European Society of Cardiology，ESC）2016版《心房颤动管理指南》制定如下诊断标准。

1. 症状

心慌、胸闷、气短、眩晕、运动耐量下降是最常见的临床症状。器质性心脏病发生房颤的症状较重，当心室率超过150次/分时还可诱发冠心病患者的心绞痛、二尖瓣狭窄患者发生急性肺水肿、心功能受损患者发生急性心力衰竭。

2. 体征

心脏听诊心率快慢不一，心音强弱不等，节律绝对不规整，同时可发现脉搏短绌。

3. 辅助检查

（1）心电图：P波消失，可见快速而不规则的碎裂波，称为房颤波或者f波，频率350～600次/分，V_1导联较清楚，QRS波节律绝对不规则，称为RR间期不匀齐。

（2）动态心电图检查：不仅可明确房颤诊断，对制订治疗方案（心室率控制的用药方法和时间）、评价治疗效果（药物和非药物治疗）均有重要意义。

（3）超声心动：可发现是否并存心脏结构和功能异常，可确定左心房大小、是否有附壁血栓等，对房颤的远期预后评估、脑卒中危险度判断、指导复律治疗和疗效评估具有重要的意义。

（二）中医证候诊断

诊断标准参照中国中医科学院优势病种项目"非瓣膜性心房纤颤中医临床经验继承

与诊疗规范化研究"制定。

1. 气阴两虚证

心中悸动，短气咽干，五心烦热，口干烦躁，舌红少苔，脉细数或结代。

2. 阴虚阳亢证

心悸眩晕，心烦失眠，气短乏力，胸闷憋气，舌质红，脉弦细而促。

3. 心脉瘀阻证

心悸怔忡，胸闷胸痛，气短头晕，唇甲青紫，舌质紫暗或有瘀点，脉沉弦。

4. 痰湿痹阻证

心悸气短，胸闷乏力，面色白，纳呆，倦怠，口舌黏腻，舌质淡暗，苔白腻，脉滑或结代。

5. 痰火扰心证

心悸时发时止，受惊易作，胸闷烦躁，失眠多梦，口干苦，大便秘结，小便短赤，舌红苔黄腻，脉弦滑。

6. 心虚胆怯证

心悸不宁，善惊易恐，坐卧不安，少寐多梦而易惊醒，食少纳呆，恶闻声响，苔薄白，脉细略数或细弦。

7. 水饮凌心证

心悸咳喘，胸闷痞满，咳不欲饮，下肢浮肿，形寒肢冷，伴有眩晕，恶心呕吐，流涎，小便短少，舌质淡苔滑或沉细而滑。

二、治疗

（一）辨证论治

1. 气阴两虚证

（1）治法：益气养阴复脉。

（2）方药：生脉散（《备急千金要方》）合炙甘草汤（《伤寒论》）加减。红参6 g、炙甘草10 g、生地黄12 g、丹参12 g、阿胶12 g、苦参12 g、麦冬12 g、五味子12 g、酸枣仁30 g、琥珀3 g。

（3）加减：兼血瘀，加桃仁10 g、红花9 g；兼痰热，加黄连10 g、法半夏9 g、瓜蒌12 g。

（4）中成药：稳心颗粒，口服，每次9 g，每日3次。

2. 阴虚阳亢证

（1）治法：滋阴潜阳复脉。

（2）方药：三甲复脉汤（《温病条辨》）加减。党参12 g、桂枝9 g、生地黄12 g、麦冬12 g、当归15 g、阿胶（烊）12 g、鳖甲15 g、龟甲12 g、紫石英30 g、炒酸枣仁30 g、生龙骨30 g、生牡蛎30 g、炙甘草6 g。

（3）加减：兼血瘀，加丹参30 g、川芎10 g；兼火旺，加知母12 g、黄柏12 g。

（4）中成药：天王补心丸，口服，每次6 g，每日3次。

3. 心脉瘀阻证

(1) 治法：活血通脉。

(2) 方药：桃仁红花煎（《陈素庵妇科补解》）加减。桃仁 12 g、红花 12 g、丹参 12 g、赤芍 12 g、川芎 9 g、延胡索 12 g、青皮 12 g、香附 9 g、生地黄 12 g、当归 12 g、龙骨 30 g、牡蛎 30 g。

(3) 加减：兼气虚，加黄芪 30 g、党参 15 g；兼痰浊，加瓜蒌 12 g、法半夏 9 g、白术 12 g。

(4) 中成药：血府逐瘀口服液，每次服 10 mL，每日 3 次。

4. 痰湿痹阻证

(1) 治法：祛湿化痰通络。

(2) 方药：六君子汤（《校注妇人良方》）合温胆汤（《备急千金要方》）加减。黄芪 30 g、党参 12 g、白术 12 g、茯苓 12 g、陈皮 12 g、竹茹 12 g、枳壳 12 g、丹参 12 g、红花 12 g、半夏 6 g、甘草 6 g。

(3) 加减：兼化热，加黄连 12 g、功劳叶 15 g；血瘀重者，加川芎 9 g、赤芍 10 g。

(4) 中成药：温胆宁心颗粒，口服，每次 9 g，每日 3 次。

5. 痰火扰心证

(1) 治法：清热化痰，宁心安神。

(2) 方药：黄连温胆汤加减。黄连 10 g、竹茹 12 g、枳实 12 g、法半夏 10 g、陈皮 10 g、茯苓 15 g、炙甘草 10 g、栀子 10 g、黄芩 10 g、瓜蒌 15 g、生龙骨 15 g。

(3) 中成药：丹蒌片，口服，每次 4 片，每日 3 次。

6. 心虚胆怯证

(1) 治法：镇惊定志，养心安神。

(2) 方药：安神定志丸加减。龙齿 30 g、朱砂 3 g、茯苓 15 g、茯神 15 g、石菖蒲 15 g、远志 10 g、人参 15 g、琥珀粉（冲服）3 g。

(3) 加减：兼见心阳不振者，加附子 6 g、桂枝 10 g；兼心血不足者，加熟地黄 15 g、阿胶 10 g。

(4) 中成药：柏子养心丸，口服，每次 1 丸，每日 3 次。

7. 水饮凌心证

(1) 治法：振奋心阳，化气利水。

(2) 方药：苓桂术甘汤合真武汤加减。茯苓 15 g、桂枝 10 g、炙甘草 10 g、白术 15 g、半夏 10 g、陈皮 10 g、泽泻 15 g、猪苓 15 g、杏仁 10 g、桔梗 8 g、葶苈子 10 g、当归 10 g、川芎 10 g、丹参 15 g、附子 6 g。

(3) 加减：兼有脾虚纳少者，加谷芽 15 g、麦芽 15 g、神曲 15 g、鸡内金 15 g；恶心欲吐者，加半夏 10 g、陈皮 10 g、生姜 10 g。

(4) 中成药：金匮肾气丸，口服，每次 30 粒，每日 3 次。

（二）病证结合治疗

1. 药物治疗

(1) 控制心室率：治疗药物主要是 β 受体阻断药、非二氢吡啶类钙拮抗药（维拉帕米、地尔硫䓬)、洋地黄。

(2) 恢复并维持窦律药物：转复药物包括Ⅰa类、Ⅰc类和Ⅲ类抗心律失常药。房颤转复后的窦律维持需要综合治疗，而抗心律失常药物方面目前可选用的有胺碘酮、普罗帕酮和施太可。

(3) 抗凝策略：根据CHADS2非瓣膜性房颤卒中风险评分表，对不同患者的卒中风险进行评估，根据评分结果选用华法林或阿司匹林。

2. 手术治疗

房颤的外科治疗目前的主要术式仍然是"迷宫"（Maze）手术。虽然这项治疗的效果非常理想，远期成功率高达70%～95%，并且术后的血栓栓塞事件显著减少，但由于其创伤较大，需要体外循环支持，因此限制了其临床应用，多适用于那些同时需要进行外科手术矫正（如瓣膜置换术、冠脉搭桥手术等）的患者。

3. 射频消融治疗

对于没有手术禁忌证且药物治疗无效的患者均可考虑行射频消融治疗。不同房颤消融术式的成功率，多数在70%～90%。环静脉线性消融肺静脉电隔离是房颤导管消融的核心技术，持续性房颤患者还需进行线性消融和复杂碎裂心房电位消融。

（三）外治法

1. 耳针

(1) 选穴心、神门、交感点。用5分毫针刺入，留针30 min，每次行针10 min，中等刺激。反复发作者可用耳穴埋针或耳穴压药，每3日更换1次。

(2) 选穴内分泌、心、神门、交感点、皮质下。用王不留行子贴压于耳穴上，每日按压2～3次，每次5 min。

2. 穴位按摩

(1) 选穴心俞、膈俞、至阳。采用点、按、揉等手法进行刺激，由轻至重，每日1次，每次15 min。

(2) 揉摩两乳间膻中穴，力量由轻渐重，以胸部舒畅为度。

（四）针灸疗法

(1) 取穴：内关、神门、心俞、厥阴俞，平补平泻法，留针10～15 min。

(2) 独取膻中，平补平泻法，留针10～15 min。

(3) 针刺双侧内关穴，新发病及年轻体力尚强者重刺激，留针3～5 min，久病体虚者轻刺激，留针15～30 min。

三、中医疗效评价

(1) 改善症状：中医证候疗效评价标准，参照《中药新药临床研究指导原则》。

(2) 减少西药用量，缩短病程。

第三章

呼吸系统疾病

第一节 咳嗽

一、定义

咳嗽是肺系疾患的一个主要症状,多由六淫外邪侵袭肺系,或脏腑功能失调,内伤及肺,肺气不清,失于宣肃而上逆所成,以咳嗽或咯吐痰液为主要表现。

古代曾将无痰而有声者称为咳,无声而有痰者称为嗽,既有痰又有声者称为咳嗽。究之临床,多痰声并见,难以截然分开,故以咳嗽并称。

二、历史沿革

《黄帝内经》对咳嗽的成因、症状及证候分类、病机转归及治疗等问题进行了较系统的论述,并有讨论咳嗽的专篇《素问·咳论》。对其成因,《黄帝内经》指出有内、外两个方面因素。外因主要是外感风寒,由皮毛而入,合于肺而为病。《素问·咳论》曰:"皮毛者肺之合也,皮毛先受邪气,邪气以从其合也。"在《黄帝内经》的其他篇章中还详细论述了风、寒、暑、湿、燥、火六气胜复的变化对咳嗽产生的影响。《素问·阴阳应象大论》曰:"秋伤于湿,冬生咳嗽。"《素问·气交变大论》曰:"岁火太过,炎暑流行,金肺受邪,民病疟,少气咳喘。"《素问·至真要大论》中"少阳司天,火淫所胜,则温气流行,金政不平,民病头痛……疮疡、咳""阳明司天,燥淫所胜……民病……咳"等论述,均说明《黄帝内经》十分重视咳嗽与气候变化的关系。内因则指出因寒饮入胃,冷饮之邪,循胃口上膈、从肺系上干肺而致咳。从证候分类及临床表现来说,《素问·咳论》确立了以脏腑分类的方法,分为肺咳、心咳、肝咳、脾咳、肾咳等,并详细论述了各类咳的证候特征,从病机转归来说,《黄帝内经》认为咳嗽是肺的病变,《素问·宣明五气》曰:"肺为咳。"《灵枢·经脉》曰:"肺手太阴之脉。是动则病肺胀满,膨膨而喘咳……是主肺所生病者。咳上气喘……"但《素问·咳论》又指出:"五脏六腑皆令人咳,非独肺也。"这说明其他脏腑受邪,皆可影响到肺而发生咳嗽。其传变规律是,五脏之咳,日久不愈则传于六腑,从脏腑表里关系相传。而五脏六腑之咳"皆聚于胃,关于肺",胃为五脏六腑之海,而肺主气为百脉之朝会,故脏腑受邪,必聚于胃,并循肺脉而影响于肺。从治疗来说,提出五脏之咳,应取俞穴;六腑之咳,应取合穴;有水肿者,可取脏腑之经穴而分治之。《黄帝内经》的上述内容,为后世对咳嗽的辨证论治奠定了理论基础。

汉代张仲景在《伤寒论》和《金匮要略》中对咳嗽证治进行了许多具体的论述。如《伤寒论》中治伤寒表不解、心下有水气、干呕发热而咳的小青龙汤；《金匮要略·肺痿肺痈咳嗽上气病脉证治》中治表邪夹寒饮咳喘气逆的射干麻黄汤、治寒饮内停的苓甘五味姜辛汤、治虚火咳逆的麦冬汤等，均为后世沿用治疗咳嗽的著名方剂。

隋代巢元方《诸病源候论》，在论述《黄帝内经》五脏六腑咳的基础上又把咳嗽分为"风咳""寒咳""支咳""肺咳""肝咳""心咳""脾咳""肾咳""胆咳""厥阴咳"10种，并对这10种咳嗽进行了症状的描述及鉴别。如"一曰风咳，欲语因咳，言不得竟是也；二曰寒咳，饮冷食寒，入注胃，从肺脉上气，内外合，因之而咳是也"等，对后世有较大影响。唐代孙思邈《备急千金要方》、王焘《外台秘要》，宋代《太平圣惠方》、赵佶《圣济总录》等，均多宗巢氏之说。

自隋唐以后，对咳嗽病因、病机及辨证治疗的论述更趋完善。宋代陈无择《三因极一病证方论》将咳嗽分为内因、外因、不内外因所致的3类。宋代王好古《此事难知》专文论述了"秋伤于湿，冬必咳嗽"和"湿气所伤论"，阐发《素问·阴阳应象大论》"秋伤于湿，冬生咳嗽"、《素问·生气通天论》"秋伤于湿，上逆而咳"的经义。至金代，刘完素、张子和更明确地把咳嗽与六气联系起来，提出"风、寒、暑、湿、燥、火皆令人咳"及"嗽分六气，无拘以寒说"，进一步阐明咳嗽与自然界"六淫"的关系。刘完素《素问病机气宜保命集·咳嗽论》说："咳谓无痰而有声，肺气伤而不清也；嗽谓无声而有痰，脾湿动而为痰也；咳嗽谓有痰而有声，盖因伤于肺气，动于脾湿，咳而为嗽也。"指出了咳嗽与肺气、脾湿的关系。张子和《儒门事亲》则对风、寒、暑、湿、燥、火六种咳嗽，分别制定了相应方剂，并提出"老幼强弱虚实肥瘠不同，临时审定权衡可也。病有变态，而吾之方亦与之俱变"的论点，示人治疗要因人而异，方随证转。

元代朱丹溪《丹溪心法·咳嗽》则将咳嗽分为风寒、痰饮、火郁、劳嗽、肺胀5种。对《素问·咳论》的咳证，分别提出了具体处方，多为后世医家引用。并结合四时季节的变化及一日之中的咳嗽时间，分析病机，进行论治。如谓"上半日多嗽者，此属胃中有火，用贝母、石膏降胃火。午后嗽者，多属阴虚，必用四物汤加炒黄柏、知母降火"等，为咳嗽辨证论治提供了新的内容。

明代医家对咳嗽的辨证论治更有新的补充，王纶《明医杂著·论咳嗽证治》指出："治法须分新久虚实。新病风寒则散之，火热则清之，湿热则泻之。久病便属虚、属郁，气虚则补气，血虚则补血，兼郁则开郁，滋之、润之、敛之则治虚之法也。"强调治咳须分六淫七情及五脏相胜、脾肺虚实。李梴《医学入门》首先出现外感、内伤分类，为后世对咳嗽的分类提供了借鉴。对内伤咳嗽中的火咳、郁咳、五劳虚咳及瘀血内阻等证的治疗，进行了比较详细的论述。同时，在此时期结合脏腑生理功能并从其相互关系研究了咳嗽的病机。王肯堂《证治准绳·杂病·咳嗽》引《仁斋直指方》"肺出气也，肾纳气也，肺为气之主，肾为气之本"之说，阐发了肺肾对气的相互关系，为肾虚咳嗽治疗提供了理论依据。赵献可《医贯》进一步论述咳嗽与肺、脾、肾三脏的关系，并强调肾的重要，对于火烁肺金之咳，力斥寒凉之弊，力主用六味丸壮水制阳，认为"滋其阴即所以降火，补北方正所以泻南方"，对后世医家多有启发。《景岳全书·咳嗽》对外感咳嗽、内伤咳嗽的病因、病机、证候和治疗，论述颇详，提出外感咳嗽由肺而及他脏，故以肺为本，他脏为标；而内伤咳嗽则由他脏及肺，故以他脏为本、肺为标的见解。这对后世治疗咳嗽起了很大的指导作用。张氏还对外感、内伤咳嗽的辨证提出了若干要点，在治疗上则提出外感咳嗽以寒邪为主，治以辛温，但须根据不同岁气施治，而在"时气"与"病气"的关系上，又当以"病气"为主。内伤咳嗽以阴虚为主，治以滋阴，但见虚寒而咳嗽不已者又当补阳。以上这些论述，都从不同方面大大丰富了辨证论治的内容。李中梓《医宗必读·咳嗽》在申明咳嗽"总其纲领，不过内伤外感而已"的前提下，对外感内伤的治疗原则，提出了自己的见解，指出"大抵治表者，药不宜静，静则留连不解，变生他病，故忌寒凉收敛"。如《素问·五脏生成》所谓"肺欲辛"是也。治内者，药不宜动，动则虚火不宁，燥痒愈甚，故忌辛香燥热；如《素问·宣明五气论》所谓"辛走气，气病无多食辛"是也。但用药动静并不是绝对的，又必须随患者的具体情况而言，故他又说："然治表者虽宜动以散邪，若形病俱虚者，又当补中益气而佐以和解，倘专于发散，恐肺气益弱，腠理益疏，邪乘虚入，病反增剧也。治内者，虽静以养阴，若命门火衰不能归元，则参芪桂附在所必用，否则气不化水，终无补于阴也。至夫因于火者宜清，因于湿者宜利，因痰者消之，因气者利之，随其所见之证而调治。"由于李氏这些论述对外感、内伤咳嗽的治疗给出了指导性的说明，故一直为医家所重视。

明代喻嘉言《医门法律》对于燥的病机及其伤肺为病而致咳嗽的证治多有发挥，并提出《黄帝内经》"秋伤于湿，冬生咳嗽"，当为秋伤于燥的见解。不仅如此，他还对内伤咳嗽提出"内伤之咳，治各不同，火盛壮水，金虚崇土，郁甚疏肝，气逆理肺，食积和中，房劳补下，用热远热，用寒远寒，内已先伤，药不宜峻"等治疗法则，并针对治疗新久咳嗽中常见的问题，提出6个条律，示人不可违犯，防止医源性错误的发生，可供临床参考。

清代沈金鳌《杂病源流犀烛》、程钟龄《医学心悟》等都在继承前人的基础上，对咳嗽有新的创见和心得。如《杂病源流犀烛·咳嗽哮喘源流》在论述咳嗽的病机时说："盖肺不伤不咳，脾不伤不久咳，肾不伤火不炽、咳不甚，其大较也。"其不仅指出肺、脾、肾三脏是咳嗽的主要病变所在，还指出了咳嗽累及的脏腑是随着病情的加重而由肺及脾，由脾及肾的。沈金鳌所论述的16种咳嗽，脉因证治齐备，全篇共列出咳嗽方84则，并将导引、运动列为治疗方法之一，使咳嗽的治疗方法日趋丰富。程钟龄创制的止嗽散，根据肺为娇脏的特点，其配伍"温润和平，不寒不热"，成为治疗外感咳嗽的著名方剂。总之，由隋唐至明清，对咳嗽的分类、病机、治疗原则、方药等均有了广泛而深入的研究，使有关理论及实践经验不断得到充实。

三、范围

本章所述的咳嗽，多见于西医学所称的上呼吸道感染、急慢性支气管炎、支气管扩张、肺炎等疾病，若上述以咳嗽为主症时，或存在其他原因引起的慢性咳嗽，均可参考本章辨证论治。

四、病因病机

咳嗽为肺系疾患的主要证候之一，究其成因不外乎外感、内伤二途。或由外邪侵袭，肺卫受感，肺失宣降，因而发生咳嗽者；或由其他脏腑病变，传至肺脏而为咳嗽。张景岳云："咳证虽多，无非肺病。"陈修园《医学三字经·咳嗽》也曰："《黄帝内经》云五脏六腑皆令人咳，非独肺也。然肺为气之主，诸气上逆于肺则呛而咳，是咳嗽不止于肺，而亦不离于肺也。"兹据历代有关论述结合临床实际情况对本证的病因、病机讨论如下。

（一）外感咳嗽

外感咳嗽主要是风、寒、暑、湿、燥、火六气转化为六淫之邪犯肺所致。

风、寒、暑、湿、燥、火六气皆能致咳，但是由于四时气候变化的不同，人体感受的致病外邪亦有区别，因而在临床上也就会出现风寒、风热或燥热等不同咳嗽，临床所见以风寒为多。又因风为百病之长，所以在外感咳嗽诸证中，不论风寒、风热或燥热，多以风为先导，挟寒、热、燥等外邪入侵，伤于肺系而为咳嗽。其他如吸入烟尘秽浊之气亦可犯肺致咳。肺主气，为五脏之华盖，上连喉咙，开窍于鼻，司呼吸，为气机出入升降之道，司清浊之宣运，外合皮毛，主一身之表。又肺为娇脏，畏寒畏热，主清肃，不耐邪侵。故外邪犯肺不外二途，一是从鼻窍直接吸入，由喉咙以至于肺；二是从皮毛侵入，因皮毛为肺之合，病邪从所合而至于肺。肺的主要功能是呼吸，肺气必须通畅，呼吸才能正常进行，外邪侵袭于肺，则肺气壅遏不宣，清肃之令失常，气道不利，肺气上逆，因而引起咳嗽。另外，为了使呼吸之职得以正常进行，必然要改变肺气闭塞的现象。因此，咳嗽也是人体为了通畅肺气、排除病邪的表现，有其积极意义。若外感咳嗽初起，过用苦寒或收涩之品，往往会造成风邪恋肺不解，出现咳嗽迁延不愈。

（二）内伤咳嗽

肺脏虚弱，或他脏有病累及于肺，引起咳嗽，均属于内伤咳嗽，他脏引起内伤咳嗽的原因主要有以下数种。

1. 脾虚生痰

肺主气，脾主运化，肺气有赖于脾所运化的水谷精微以充养，若脾虚日久可导致肺气亦衰，出现咳嗽、气促、语言低微等症状；脾失健运，不能输布水谷精微，酿湿生痰，上渍于肺，壅塞肺气，影响气机出入，遂为咳嗽。明代著名医家李中梓在《医宗必读·痰饮》中所谓"脾为生痰之源，肺为贮痰之器"，即是平素中阳不足，其寒饮入胃，从胃上膈循肺脉上至于肺系，导致肺气不利而为咳嗽。另外，嗜酒及食辛辣燥热之品亦易化火生痰迫肺为咳。

2. 肝火犯肺

肝与肺以经络相连，肝经循行，"其支者，复从肝别贯膈，上注肺"（《灵枢·经脉》）。肝气升发，肺气肃降，升发与肃降互相制约、互相协调，则人体气机升降正常。肝气郁结，失其升发疏泄之能，就会影响肺气的肃降而致咳嗽，如有些慢性咳嗽患者每因情志郁怒而诱发，就是肝对肺产生影响的表现。肝火上炎，灼伤肺阴，则可出现咳嗽、痰出不爽、咽喉干燥、胸胁胀满等症，这类病变称为"木火刑金"。

3. 肾气虚衰

人的呼吸虽由肺所主，但肾能帮助肺吸气，故称"肾主纳气"。肾精充足，吸入之气经过肺的肃降，才能使之下纳于肾。若肾精亏损，不能助肺吸气，就会出现呼吸短促等症，因此有"肺为气之主，肾为气之根"之说。肾虚咳嗽表现为上气不接下气，动则尤甚，多因肾虚不能纳气所致。又肺阴与肾阴有着相互滋生、相互依存的关系。若肾阴下亏不能上滋肺金或虚火上炎，灼伤肺阴，则会出现干咳少痰、颧红、口干、声嘶。另外，肺阴充足，金能生水，则肾阴亦充。在人体津液代谢方面，若肾阳不振，气化不利，以致水液停积，上逆犯肺，亦可导致咳嗽。

综上所述，不论外感、内伤之咳嗽，均为肺系受病而发生。外感咳嗽病起于肺，而内伤咳嗽则有他脏生病累及于肺者。正如《景岳全书·咳嗽》所说："外感之咳，其来在肺，故必由肺以及脏，此肺为本而脏为标也；内伤之咳，先因伤脏，故必由脏以及肺，此脏为本而肺为标也。"这里所说的标本，乃指所病脏腑之先后而言，明确地指出咳嗽之发生，都必须在肺脏受累之后才能出现。故清代名医程国彭在《医学心悟》中说："肺体属金，譬如钟然，钟非叩不鸣。风寒暑湿燥火，六淫之邪，自外击之则鸣；劳欲情志，饮食炙煿之火，自内攻之则亦鸣。"此可谓咳嗽病因病机的大略。

五、诊断与鉴别诊断

（一）诊断

1. 发病特点

咳逆有声，或伴咽痒咯痰。

2. 临床表现

外感咳嗽，起病急，病程短，常伴恶寒发热等表证；内伤咳嗽多为久病，常反复发作，病程较长，常伴其他脏腑失调症状。

3. 实验室检查

血常规检查、胸部 X 射线检查有助于诊断。

（二）鉴别诊断

1. 肺痨

咳嗽是肺痨的主要症状之一。但肺痨由痨虫犯肺引起，以咳嗽、咯血、胸痛、潮热、盗汗、消瘦等为主要症状。应结合胸部 X 射线等检查，以协助鉴别。

2. 肺胀

有久患咳、喘、哮等病证不愈的病史。在咳嗽的同时，并有胸中烦闷、膨膨胀满、上气咳喘，甚至面目晦暗、唇舌发绀、颜面四肢水肿等症，且病情缠绵，经久难愈。

3. 哮病及喘证

哮病及喘证虽然会兼见咳嗽，但各以哮、喘为其主要临床表现。哮病主要表现为发作性的喉中哮鸣有声，呼吸气促困难，甚则喘息不能平卧；喘证主要表现为呼吸困难，甚则张口抬肩，鼻翼扇动，不能平卧，是多种急性、慢性疾病的一个症状。

4. 肺癌

常以阵发性呛咳或痰血为主要症状，多发于 40 岁以上吸烟男性，及时进行胸部 X 射线检查及痰细胞学检查等有助于确诊。

六、辨证论治

咳嗽的辨证论治,首先要辨明外感、内伤,及其见证的属虚属实。外感咳嗽,是由外邪侵袭引起的,多属实证;内伤咳嗽,是脏腑功能失调引起的,多属虚证或虚中挟实。在治疗方面,外感咳嗽当以宣肺散邪为主,邪去则正安;内伤咳嗽则根据虚实夹杂和病情缓急,确定标本先后,随其虚实之所在而调之。

(一) 辨证

1. 辨证要点

(1) 分清外感、内伤:一般来说,外感咳嗽多是新病,起病急,病程短,伴有鼻塞流涕、喷嚏、咽痒、头胀痛、全身酸楚、恶风寒、发热等症(其他外邪为患,亦当有其相应症状)。内伤咳嗽多是宿疾,起病缓慢,往往有较长的咳嗽病史,有其他脏腑病症,如疲乏无力、胸满胁痛、食少便溏等。临床之际,还须根据不同咳嗽的病机特点,落实到具体的脏腑和阴阳气血上,为论治提供依据。但是,内伤咳嗽者,由于肺虚容易感受外邪,特别是在天气变冷的时候,往往受到外邪侵袭而使咳嗽加重,这时咳嗽是由外感、内伤两方面造成的。

(2) 辨咳嗽的声音及发作时间:咳声高扬者属实,咳声低弱者属虚。咳嗽时作、发于白昼、鼻塞声重者,多为外感咳嗽。晨起咳嗽阵发加剧,咳嗽连声重浊,多为痰浊咳嗽。夜卧咳嗽较剧,持续难已、短气乏力者,多为气虚或阳虚咳嗽。

(3) 辨痰的颜色、性质及数量:少或干咳无痰者,多属燥热、阴虚。痰多者,常属痰湿、痰热、虚寒。痰白而稀薄者属风、属寒,痰白而稠厚者属湿。痰黄而黏稠者属热。痰中带血多属热伤肺络或阴虚肺燥。

2. 证候

(1) 外感咳嗽:外邪侵犯于肺引起咳嗽,主要是风、寒、热、燥4种外邪,且往往是2种以上的外邪共同引起,临床上以风寒咳嗽、风热咳嗽、燥热咳嗽为多见。

A. 风寒证。

症状:咳嗽,痰稀薄色白,咽痒,常伴鼻塞、流清涕、喷嚏、恶寒、无汗、头痛、骨节酸痛等症。舌苔白,脉浮。

病机分析:风寒之邪外束肌表,内郁肺气,以致肺卫失宣为本证的主要病机。风寒客肺,肺气闭郁不宣,故咳嗽、咯痰、鼻塞流涕;风寒束表,皮毛闭塞,卫外之阳气被遏,故恶寒、无汗、头痛、骨节酸痛;舌苔薄白、脉浮,为风寒之邪束表客肺之象。

B. 风热证。

症状:咳嗽,痰稠或黄稠,咯痰不爽,口干,咽痛,鼻流黄涕,发热,汗出,恶风,头痛。舌苔薄黄,脉浮数。

病机分析:风热犯肺、肺失清肃、营卫失和为本证的主要病机。风热犯肺,热灼肺津,故见咳嗽、痰黄稠、咯痰不爽、口干;风热之邪从口鼻而入,鼻咽部先受其邪,故鼻流黄涕、咽痛;风热客表,营卫失和,故头痛、发热、汗出、恶风。舌苔薄黄、脉浮数，为风热初犯肺卫之象。

C. 温燥证。

症状：咳嗽少痰，或略有黏痰不易咯出，或痰中带有血丝，咽干，咽痛，唇、鼻干燥，咳甚则胸痛，初起或有恶寒、发热等症。舌苔薄黄而干，舌尖红，脉细数或无变化。

病机分析：燥热犯肺，耗伤津液，故咳嗽少痰，或略有黏痰，咯出不易；热伤阳络，则痰中带血；燥胜则干故见咽干，唇鼻干燥；初起或见表证，乃属燥热外客，营卫不和，舌尖红、苔薄黄而干、脉细数，均属燥热之征。

D. 凉燥证。

症状：咳嗽、痰少或无痰、喉痒、咽干唇燥，头痛、恶寒、发热、无汗。舌苔薄白而干，脉浮紧。

病机分析：凉燥之气，袭表犯肺，使肺气失宣、表卫失和，为本证的主要病机。与温燥比较，凉燥可见的干咳无痰或咳嗽痰少、咯痰不利、咽干唇燥等症，同是"燥胜则干"的表现，不同之处在于，其兼见风寒袭表的症状，如头痛、恶寒、发热、无汗、苔薄白、脉浮紧等。

E. 火热证。

症状：干咳少痰，或痰中带血，烦渴面赤，胸胁疼痛，便秘。舌红，脉洪数或弦数。

病机分析：火邪伤肺，故见咳痰带血；热聚胸膈，故烦渴胸痛；火灼津伤，燥热内结，故见便秘。脉数舌红，属火邪为患之象。

（2）内伤咳嗽

A. 痰湿证。

症状：咳嗽多痰，痰白而黏，胸脘作闷，食纳不佳，四肢乏力。舌苔白腻，脉濡滑。

病机分析：脾虚健运失常，以致痰湿内生，上渍于肺，阻碍气机，故咳嗽痰白而黏，"脾为生痰之源，肺为贮痰之器"，即此之谓；痰阻胸膈，气机不畅，则胸脘作闷；纳减、四肢乏力，既因脾胃虚弱，也因湿困脾胃；舌苔白腻、脉象濡滑，为痰湿内聚、气失宣展之征。

B. 痰热证。

症状：咳嗽，痰色黄稠而难排出，甚或痰中带血，胸闷，口干，口苦，咽痛。舌苔黄腻或黄白相兼，脉滑数。

病机分析：痰热蕴肺，肺失宣降，故痰黄难出；痰热化火，灼肺伤络，故见血咽痛；痰热壅盛，气机不利，故胸闷；口干而苦为热甚伤津。苔黄、脉滑数均为痰热之象。

C. 肝火证。

症状：咳嗽气逆，咳则连声，甚则咳吐鲜血，或痰带血丝，胸胁窜痛，性急易怒，烦热口苦，咽喉干燥，面红目赤。舌苔薄黄少津，脉弦数。

病机分析：情志不遂，肝气郁结化火，逆乘于肺，肺失清肃之权，故气逆咳嗽不已；木火刑金、肺络损伤则咳吐鲜血或痰带血丝；胁为肝之分野，肝火肆横，故胁痛；性急易怒、灼热口苦、咽喉干燥、面红目赤，均为肝火炽盛之象。脉弦数、苔薄黄少津，为肝郁肺热津亏之征。

D. 阴虚证。

症状：干咳无痰，或痰少不爽，口干舌燥，或见咯血。舌红少苔，脉细数。

病机分析：阴虚内燥，肺失滋润，以致肃降无权、肺气上逆为本证的主要病机。阴虚肺燥，故干咳无痰或痰少而黏、口干舌燥；咳伤肺络，则见咯血。舌红少苔、脉细数，为阴虚内热之象。

E. 气虚证。

症状：咳嗽声低无力，气短，痰多清稀，神疲，畏风，自汗，易于感冒。苔薄白舌质淡，脉弱。

病机分析：久咳伤肺，或平素体弱，肺气不足，或脾虚运化不健，水谷精微不能上荣于肺，则肺气日虚。肺气亏损，肃降失司则咳嗽、声低、气短。肺气虚卫外不固，腠理不密，故畏风、自汗、易感冒；神疲、舌淡苔白、脉弱，均为气虚之象。

F. 阳虚证。

症状：咳嗽反复发作，痰涎清稀，头眩，心悸，畏寒，肢体沉重，或兼小便不利。舌苔白润，脉沉滑。

病机分析：脾肾阳虚、水气上泛，为本证的主要病机。阳虚不运，水饮内停，上干于肺，故咳嗽、痰涎清稀；阳气虚衰，卫外不固，易感外邪而诱发，故咳嗽反复发作；水气上泛故头眩、心悸；水气游溢肢体故肢体沉重；肾阳亏虚，不能化气行水，则小便不利；阳虚生外寒故见畏寒。苔白润、脉沉滑，为阳气不足、寒水内停之象。

（二）治疗

1. 治疗原则

外感咳嗽，以外邪为主因，治法当以祛邪为主；病位在于肺，便应宣畅肺气，故总的治疗法则是"宣肺祛邪"。但由于肺为脏腑之华盖，位高居于膈上，药力易达病所，故药宜清扬，即所谓"治上焦如羽，非轻不举"（《温病条辨·治病法论》）。就本病的特征而言，宜重视化痰顺气，使痰清气顺，肺气宣畅，则咳嗽易于治愈。需要注意的是，外感咳嗽，大忌敛肺止咳，或病起即予补涩，反使肺气不畅，外邪内郁，痰浊不易排除，咳嗽愈加繁剧，或迁延难愈；另外，也要注意宣肺不可太过，以免损伤正气。

内伤咳嗽，病程一般较长，有先病在肺而影响他脏者，亦有他脏先伤而病及于肺者。其中尤以肺、脾、肾三脏的关系最为密切。正虚邪实者，当祛邪止咳，兼以扶正；正虚为主者，则当根据虚之所在而着重补正。

2. 治法方药

（1）外感咳嗽。

A. 风寒证。

治法：疏散风寒，宣通肺气。

方药：杏苏散或金沸草散加减。杏苏散中用紫苏、前胡疏风散寒；杏仁、桔梗宣降肺气；枳壳、陈皮、半夏、茯苓理气化痰；甘草止咳；生姜、大枣调和营卫；诸药共奏解表宣肺之功。咳嗽较甚者，加金沸草、紫菀；咳而气急者，去紫苏，加麻黄、苏子宣降肺气；表邪较甚者，可酌加防风、羌活；若见气虚者加党参。

对其兼夹证，需注意随证施治。若外寒内热，症见咳嗽声重音、痰浓不易咯出、咳引胸痛、恶寒鼻塞、或有身热、口渴咽痛、甚则气逆而喘、舌苔白腻而黄、舌质红、脉滑数。此证为风寒外束、肺热内郁所致，俗称"寒包火咳"。治宜散寒清热，用麻杏石甘汤。此证与燥邪伤肺不同，不宜早投清润之剂。若风寒兼湿，症见咳嗽痰多、兼有胸脘作闷、舌苔白腻、脉濡。此为湿邪内郁，复感风寒之邪，肺气失于宣畅所致。治宜疏散风寒，兼予燥湿祛痰，用杏苏散加厚朴、苍术之类。

若风寒夹饮，主要症状与风寒证相同，但见咳逆上气，胸闷气急，舌质淡红，苔薄白、滑利，脉浮紧或弦滑，此属风寒外束、饮邪内犯、肺失宣降而发咳嗽，治以疏散风寒以除表邪，温化寒饮以逐内患，用小青龙汤加减。

B. 风热证。

治法：疏风清热，宣肺止咳。

方药：桑菊饮加减。本方以菊花、薄荷疏风散邪，宣透风热；杏仁、桔梗、甘草轻宣肺气，祛痰止咳；连翘、芦根清热生津。如见咳甚者，加鱼腥草、枇杷叶、浙贝母、矮地茶；若热邪较甚、身热口渴明显者，加黄芩、知母、瓜蒌加强清泄肺热之力；咽痛明显加射干；若风热伤络、见鼻衄或痰中带血丝者，加白茅根、藕节。若风热兼湿，症见咳嗽痰多、胸闷汗出、舌苔白腻中黄、脉濡数，此为风热夹湿蕴蒸、邪在上焦、肺气失肃所致，宜于桑菊饮中加入杏仁、薏苡仁之类，以宣气化湿。若风热夹暑，证见咳嗽胸闷、心烦口渴、溺赤、舌质红苔薄、脉濡数，是由于外感风热，夹时令之暑湿，侵犯上焦，肺气不宣，其邪不能从汗外泄所致，宜用香薷、前胡、鲜藿香、佩兰、六一散之类，以疏风解暑。

C. 温燥证。

治法：清肺润燥，疏风清热。

方药：桑杏汤加减。方中用桑叶、豆豉辛凉解表，轻宣燥热之邪，配栀子清泄肺热；杏仁、贝母宣肺化痰止咳；沙参、梨皮养阴润肺生津。燥热现象明显者，加麦冬、知母、石膏；头痛、发热甚者，加薄荷、连翘、蝉蜕；咽痛明显者，加玄参、马勃；鼻衄者，加白茅根、生地黄。或合用清金润燥天门冬丸。

D. 凉燥证。

治法：疏散风寒，润肺止咳。

方药：止嗽散加减。方中百部、紫菀温润止咳，其性微温而不寒；桔梗能升提肺气以利膈；白前能下气开壅以止嗽，四药有调整气机升降出入之能。佐以陈皮宣肺利气祛痰，荆芥散风解表，甘草缓急止嗽；甘草与桔梗同用，又能利咽喉。上药合用，温而不燥，润而不腻，苦不过寒，辛不过热，既有辛甘为开，又可甘苦而降，故用于肺失宣发肃降而见咳嗽咽痒、咯痰不爽的证候。

E. 火热证。

治法：清肺泻火。

方药：凉膈散加减。本方用薄荷、竹叶、连翘、栀子、黄芩疏解清泄火热之邪，更用调胃承气合白蜜泻热通腑，合成清上泄下、泻火通便之方，使火邪去，肺热清则咳嗽得止。咳甚，可加枇杷叶、桑白皮清肺止咳；烦渴甚，可加天花粉、知母以清热生津除烦；痰中带血，可加白茅根、藕节凉血止血。

（2）内伤咳嗽。

A．痰湿证

治法：健脾燥湿，理气化痰。

方药：二陈汤加减。方用半夏燥湿化痰，陈皮理气化痰，使气顺痰降，气行则痰化；因痰由湿生，脾运健则湿自化，湿得去则痰自消，故配以茯苓健脾利湿，甘草健脾和中。诸药合用，使湿去痰消，气机通畅，脾得健运，则诸症亦随之而解。如痰湿较重，痰多、脘闷明显，加苍术、厚朴、薏苡仁、杏仁之类，以增强燥湿化痰之力；证属寒痰，加干姜、细辛以温化；属风痰，加制南星、白附子以祛风化痰；痰滞食阻，而见痰多胸痞、食欲不振、苔腻脉滑者，可合三子养亲汤顺气降逆、化痰消食。

B．痰热证。

治法：清热肃肺，豁痰止咳。

方药：清金化痰汤。方用黄芩、栀子、知母、桑白皮清热肃肺；陈皮、桔梗、瓜蒌仁理气化痰；麦冬、贝母、甘草润肺止咳；茯苓健脾渗湿；共奏清热肃肺、豁痰止咳之效。肺热壅盛，咳而喘满、壮热、口渴，去桔梗、陈皮，加金银花、鱼腥草、石膏、葶苈子等清热泄肺。

C．肝火证。

治法：清肝泻肺。

方药：黛蛤散合泻白散加味。黛蛤散清肝豁痰；泻白散泻肺清热、平喘止咳。火热较盛，咳嗽频作，可加栀子、牡丹皮、贝母、枇杷叶等，增强清热止咳之功效。肝火犯肺之咳嗽，亦可选用《医醇賸义》的丹青饮治疗。

D．阴虚证。

治法：养阴润肺，宁嗽止咳。

方药：二冬二母汤。方中用麦冬、天冬滋阴润燥；知母、贝母清润止咳。口干舌燥甚，加沙参、百合、生地养阴润燥；咳嗽甚，加百部、紫菀、款冬花润肺止咳；痰黏不利，加海蛤粉清热化痰；咯血加白及、茜草、藕节止血。若见心烦口干、心惊不寐、口舌生疮等症，为心阴偏虚，可改用玄妙散。方中以玄参、沙参、麦冬养阴清热，竹叶、灯心草清热降火，复用柏子仁、合欢花、丹参、茯神养心安神，川贝母、桔梗、杏仁润肺止咳，共奏清心降火、宁肺止咳之功。若见咳声连连、五心烦热、腰膝酸软、梦遗滑精，为肾阴偏虚，可改用八仙长寿丸。方中以六味丸滋阴泻火，麦冬、五味子滋肾润肺、敛肺止咳。

E．气虚证。

治法：补益肺气，化痰宁嗽。

方药：补肺汤加减。方中以人参、黄芪益气补肺；熟地黄、五味子滋肾敛肺，共同起到肺肾双补的作用；配以紫菀、桑白皮止咳平喘。痰多清稀，可去桑白皮，加白术、茯苓、款冬花，以增强益气健脾、化痰止咳的功效。白术可协同人参、黄芪增强益气固表的作用。若见痰多、色白易排出，脘腹痞胀，食少便溏，面色萎黄或微浮，舌质淡、苔白腻，为脾气偏虚。治宜健脾化湿、补肺祛痰，常用六君子汤加味。本方以人参益气补中，扶脾养胃；白术健脾燥湿，以资运化；茯苓渗湿，辅白术以健脾；甘草和胃，佐人参以益气；更加半夏、陈皮燥湿化痰，共奏健脾化痰之功。或加厚朴、杏仁者以加强降气化痰之力。若中焦阳虚，气不化水，湿聚成饮，而见咳嗽反复发作，痰涎清稀，则治宜温阳化饮，用苓桂术甘汤加味。

F. 阳虚证。

治法：温阳散寒，化气行水。

方药：真武汤加味。方中以附子温肾祛寒；茯苓、白术健脾利水，导水气下行，生姜温散水气，芍药与附子同用，能入阴和阳。咳甚，可加干姜、细辛、五味子散寒化饮，敛肺止咳；气机不利，胸胁满闷者，加白芥子、旋覆花祛痰降气；短气甚，加党参益气补虚；大便稀溏者，加干姜温中散寒。

另外，对于胸背跌仆损伤，瘀血内阻，肺气不利，证见咳嗽不愈、夜间加剧，呛咳少痰，痰中时带极少血丝或血点，胸背受伤部位有阵发性刺痛，舌淡紫或见斑，脉弦，此为瘀血咳嗽，治疗当以化瘀肃肺为主，常用旋覆花汤加减。可用旋覆花、茜草降气消结通络，桃仁、紫菀止咳。痰中带血，加三七、白茅根活血化瘀、止血，其中，白茅根每次可用至 60 g 煎汤代水煎药。如吐血紫黑、咳嗽气急，可用血府逐瘀汤加杏仁、五味子。

3. 其他治法

（1）古方。

A.《直指方》"诸嗽通用"之宁嗽散（桑白皮、紫苏、细辛、五味子、陈皮、半夏、茯苓、杏仁、砂仁、枳壳、桔梗、甘草）。

B.《圣济总录》"治上气咳嗽，百部丸方"（百部、款冬花、天冬、贝母、桔梗、紫菀）。

C.《朱氏集验方》之"治肺热久嗽方"（枇杷叶、木通、款冬花、紫菀、杏仁、桑白皮、大黄）。

D.《圣济总录》"治咳嗽久不已，百部煎方"（百部、生地黄、生姜、百合、麦冬）及"治久咳嗽，紫菀散方"（紫菀、款冬花、百部）等方剂，可酌情选用于临床。

（2）针灸。

取穴：主穴，肺俞、合谷。配穴，痰多配丰隆；咽痒而咳刺天突；胸膺憋闷刺内关、膻中；久咳体质弱温灸肺俞、肾俞、脾俞。

外感咳嗽宜浅刺用泻法；内伤咳嗽针宜平补平泻，并可配合艾灸。

七、转归及预后

外感咳嗽与内伤咳嗽的转归，从疾病性质上来说，主要是由实转虚的变化。从脏腑病转归来说，主要是肺、脾、肾之间的相移。外感咳嗽多属暴病，属实，其病在肺，但寒热之间可转化，若调治失宜，过用苦寒、收涩之品，邪伏于内，留恋不解，亦可由外感转为内伤而累及他脏。一般说病在肺为轻，病在脾较重，病在肾尤重。张景岳说："五脏皆有精气而又惟肾为元精之本，肺为元气之主，故五脏之气分受伤，则病必自上而下，由肺由脾以极于肾。五脏之精分受伤，则病必自下而上，由肾由脾以极于肺，肺肾俱病则他脏不免矣。"(《景岳全书·咳嗽》)由此可见,由肺及脾至肾的过程即是病情由轻转重的过程。故病在肺脾治疗尚易,及至于肾则治疗棘手,预后较差。为了控制病变的发展演变,应根据"发时治肺,平时治肾"的理论,用补肾固本的方法治疗久咳。

值得指出的是,咳嗽转归问题上除注意肺与脾肾的关系外,还须注意肺与心的关系。肺主气,心主血,气血相关,肺脏病变,日久必及于心。内伤咳嗽若反复发作,日久不愈,常导致肺、肾、心、脾亏虚,气滞、痰凝、血瘀、水停而演变成为肺胀。

总的说来,外感咳嗽的预后良好,大多可在较短时间获得治愈。内伤咳嗽的预后一般亦较好,但部分患者易于反复发作。若转化为肺胀,则预后较差,往往病程缠绵,迁延难愈。

八、预防与护理

积极开展卫生宣传教育,改善环境卫生,积极消除烟尘和有害废气的危害,加强劳动保护。吸烟对呼吸道是一种刺激,应当戒绝。锻炼身体,增强体质,有利于提高抗病能力。

咳嗽患者,应忌食辛辣香燥、炙煿肥腻及过于寒凉之品。注意气候变化,预防感冒。感冒是引起咳嗽发生、复发和加重的重要原因,应极力避免。体虚易感冒者,尚可服玉屏风散之类方药以益气固表。

内伤咳嗽,应积极针对原发病因进行治疗及护理。如就肝火与湿痰而言,每与情志、饮食有关,须嘱患者戒郁怒,薄滋味,方能收到预期效果。

有些特殊药物,如 ACEI 类降压药用后可出现干咳,当停药后观察病情变化。

九、现代研究

慢性咳嗽是指以咳嗽为主要和唯一症状,时间不少于 8 星期,X 射线检查无明显异常的咳嗽。引起慢性咳嗽的病因诸多,发病机制尚未完全明确,咳嗽变异型哮喘(cough variant asthma,CVA)、鼻后滴流综合征(postnasal drip syndrome,PNDs)、胃食管反流性咳嗽(gastroesophageal reflux cough,GERC)等原因占了呼吸内科门诊慢性咳嗽比例的 70%~95%。慢性咳嗽属中医学"久咳""久嗽"范畴,因病程较长,故病机相对复杂。有学者认为咳嗽患者外感风热、风寒之邪,经治疗寒热之邪已去,肺气肺阴已伤,故咳嗽缠绵难解,大部分属内伤咳嗽,少数外邪尚未全尽,兼有表证。亦有学者认为慢性咳嗽绝大多数诱发因素为外感风寒,风寒犯肺、肺失宣降、肺气不利为其发病机制的中枢环节。慢性咳嗽的病位主要在肺,但与胃、肾、肝、脾、心等脏腑功能失调密切相关,如《素问·咳论》云:"五脏六腑皆令人咳,非独肺也。"此外,久病入络,长期治疗不愈的久咳,多夹有瘀血,故多数学者主张治疗慢性咳嗽时加活血化瘀药。

(一) 从喉论治

喉源性咳嗽是指因咽喉疾病引起的咳嗽,其病名由中医名家干祖望首创,以咽痒如蚁行或如有异物阻塞,咽痒必咳,不痒不咳,或有异物感而出现频繁清嗓动作为其主要症状。其病因病机主要为风热邪毒侵袭,或久病肺阴不足,虚火上炎,致咽痛干痒,两者中又以后者居多。由于"喉为肺之门户",咽喉受邪必影响肺气的宣肃功能,导致肺失肃降,肺气上逆,则发为咳嗽。中医学家刘渡舟认为喉源性咳嗽与肝关系密切,由于肝经气火上逆,影响到肺气的肃降,故治以清肝泻火、肃降肺气,方用丹栀逍遥散。刘渡舟亦认为喉源性咳嗽多属虚证(肺肾阴虚),所谓实证也是在本虚基础上兼有部分标实之证。治疗当滋阴降火、清利咽喉为主,药用蝉蜕、僵蚕、青果、木蝴蝶、牛蒡子、玄参等。曹世宏教授认为风邪是痒症的重要病因,引起喉痒咳嗽的"风邪"或为外感后风邪未除,上犯咽喉;或为肺肾阴虚,阴虚内热生火,阴津不足生燥,燥火生风。治疗皆可用利咽祛风法。

(二) 从风论治

CVA 是支气管哮喘的一种特殊的表现形式,以慢性咳嗽为主要临床表现。关于 CVA 的发病机制,各家见解不太一致,但基本观点认为,CVA 是在正虚(肾、肺、脾阳气阴液亏虚)的基础上复感外邪(风、寒、热),外邪引动伏痰而发病,是一个正虚邪实、虚实夹杂的慢性病机过程。针对 CVA 的临床特点,各家研制针对性较强的专方治疗,取得了较好疗效。陈素庵等用参麦柴玄汤(西洋参、玄参、旋覆花、郁金、射干、半夏、白僵蚕、蝉蜕、麦冬、山药、柴胡、炙甘草等),柔肝养阴,益气化痰,治疗肝失疏泄、肝气上逆犯肺,肺气不降、肺气虚衰之证。王书臣等用咳痒煎(荆芥、蝉蜕、紫苏叶、白鲜皮、桔梗、乌梅、地肤子、生甘草等)治疗肺卫阳气虚弱、风邪夹寒夹湿、邪失外泄、肺气闭阻之证。壮健用祛风定喘汤(炙麻黄、蝉蜕、桃仁、杏仁、柴胡、防风、黄芩、生黄芪、前胡、炙苏子、地龙、炙五味子、炙甘草等)治辨证属风邪留恋的 CVA 患者。

(三) 从胃论治

非典型胃-食管反流病(gastroesophageal reflux disease, GERD)被认为是慢性咳嗽的第三大原因,21%~41%的慢性咳嗽可能由 GERD 引起。肺气以肃降为顺,胃气以下降为和,"降"为肺气、胃气的共同特性。胃肺毗邻,出入殊途却共呼吸门,任何邪气引起胃失和降者,都可影响肺的肃降功能,导致肺气上逆而咳,故《素问·咳论》总结咳嗽病机时有"聚于胃,关于肺"之说。临床观察发现,泛酸呃逆等有胃气上逆表现的患者可伴咳嗽等肺部症状。桑果从胃论治咳嗽,治以降浊化痰、和胃止咳。常用药为旋覆花、苏梗、半夏、竹茹、陈皮、茯苓、瓜蒌、知母、贝母、枇杷叶、石菖蒲、苏子、葶苈子、枳实、厚朴、生姜等。薛己选用射干麻黄汤为基本方治疗 GERD 所致咳嗽,常加旋覆花、代赭石、吴茱萸、黄连、煅瓦楞子,以降胃气、抗胃酸。且在缓解期注意顾护肺卫之气及脾胃之气,以增强对呼吸道及胃肠道黏膜的防御功能。令患者常服玉屏风散合桂枝汤加鬼箭羽、路路通或(和)香砂六君子丸。

(四) 对慢性支气管炎的研究

20 世纪 70 年代起,我国开展了防治慢性气管炎的工作,1979 年在广州召开的全国慢性支气管炎临床专业会议修订了《慢性支气管炎中西医结合诊断分型防治方案》,指导临床研究。近年来,中医中药对其治疗的研究较为广泛和深入,主要有辨证分型治疗、分期治疗和专方治疗。现将近年临床研究概况分述如下。

慢性支气管炎（简称"慢支"）的主要病位在肺，早期多由肺气不和、失于宣降、痰湿内生而致咳嗽、咯痰，日久迁延不愈，又常累及他脏，多属本虚标实之证，标实为痰浊（热）壅肺，本虚为肺、脾、肾三脏俱虚。

急性发作期因邪实之证以外邪为患居多，故治法以驱逐外邪为主。肖正安教授等以麻杏石甘汤、三拗汤、二陈汤为基本方加减治疗慢支急性发作，取得一定疗效，并观察发现该方对以细菌、病毒等感染和局部免疫功能低下为主要病变的慢支急性发作有较强的针对性。亦有医家对慢支急性发作期按本虚标实论治，以祛邪为主，辅以补虚之法，临床证实该法较单纯祛邪疗效更明显。

慢性迁延期因虚实夹杂，实证以内邪为患多见，虚证以肺脾肾不足为主，治法常以祛邪和补虚相结合。唐仕欢等以解毒化痰、泻肺，配以活血祛瘀为基本治法，治疗慢性支气管炎迁延期疗效显著，可显著改善咳嗽、咳痰、气喘等症状。张惠勇等认为虚（尤其是肺、脾、肾三脏之虚）是慢支病程反复加重的最重要的内在因素，予利肺片（蛤蚧、冬虫夏草、百部、百合、五味子、枇杷叶、白及、牡蛎、甘草等）治疗慢支迁延期患者，咳嗽、喘促、乏力积分改善值明显。

慢支临床缓解期以本虚为主，多见肺、脾、肾俱损，并夹杂痰瘀为患，治以扶正固本为主，辅以祛邪。周仲瑛教授认为缓解期是慢支的治疗关键时机，搜涤肺中之宿痰瘀血，使肺络清虚，气血顺畅，扶其虚衰之阳气，使肺、脾、肾三脏气化复常，则外可御"邪"以却其标，内可修复病理损伤以复其本，阻断病变恶性循环，从而达到长期临床控制或临床治愈的目的。

鉴于本病错综复杂的病机特点，不少医家袭用传统方剂或自拟处方，针对慢支某一环节而采用复方治疗，取得较好疗效。徐斌等用清金宁肺汤治疗慢性支气管炎急性发作期106例，疗效均显，证实清金宁肺汤具有清热、祛痰、止咳、平喘之功效，用于痰热证之慢性支气管炎急性发作期效果显著。刘剑等用小柴胡汤加减治疗慢性支气管炎67例，用药1～3周，显效率为70.1%，有效率为92.5%。晁恩祥等主张慢支用"冬病夏治"法，创固本止咳夏治片（黄芪、黄精、陈皮、百部、赤芍等）以益气助阳、健脾补肾、止咳化痰、活血化瘀，共治1 018例，总有效率为82.9%。吴秀珍等采用变通阳和汤（熟地、鹿角胶、细辛、白芥子、五味子、紫河车等）治疗慢支，一律在三伏天服药，总有效率为88.6%。

十、小结

咳嗽的病位在肺。引起咳嗽的原因有外感及内伤两类：外感咳嗽系由风、寒、暑、湿、燥、火等外邪犯肺所致；内伤咳嗽则由肺脏亏虚或他脏病变累及肺所致。在他脏的病变中，以脾虚生痰、上渍于肺，肝火犯肺，肾阴亏虚、肺失濡养，肾阳不振、饮邪犯肺等，与内伤咳嗽的关系最为密切。

咳嗽是许多肺系疾患所共有的症状，但作为中医病证之一的咳嗽，应着重于与肺痨、肺胀、喘证、哮证、肺癌等病证相鉴别。而分清外感咳嗽与内伤咳嗽的不同，咳嗽的声音及发作时间，以及痰的颜色、性质、数量，是对咳嗽进行辨证时应着重解决的问题。

对外感咳嗽的治疗，总宜祛邪宣肺、肃肺止咳。对内伤咳嗽则应根据累及脏腑的不同，正虚邪实者，当祛邪止咳，兼以扶正；以虚为主者，则当侧重补虚。就具体证候来说，风寒证治宜疏风散寒、宣通肺气；风热证治宜疏风清热、宣肺止咳；温燥证治宜清肺润燥、疏风止咳；凉燥证治宜疏风散寒、润肺止咳；火热证治宜清肺泻火；痰湿证治宜健脾燥湿、理气化痰；痰热证治宜清热肃肺、豁痰止咳；肝火证治宜清肝泻肺；阴虚证治宜养阴润肺、宁嗽止咳；气虚证治宜补益肺气、化痰宁嗽；阳虚证治宜温阳散寒、化气行水。

外感咳嗽，预后良好，但若反复多次罹患或病后调治失宜，则会转化为内伤咳嗽。内伤咳嗽的预后一般亦较好，但若日久不愈，则常导致肺、脾、肾亏虚，演变成为肺胀。

近代对多种疾病引起的咳嗽广泛应用中医药进行治疗和研究，尤其是对慢性支气管炎进行了比较广泛、深入的研究，取得了一定成绩；对慢性咳嗽病因病机的深入研究丰富了咳嗽证治的内容。

第二节 哮病

一、定义

哮病是一种突然发作，以呼吸喘促、喉间哮鸣有声为临床特征的疾病。痰浊内伏，是哮病的宿根，常因感受外邪、饮食不当或情志失调而诱发。

由于哮必兼喘，因此哮病又称作哮喘；亦有称之为哮吼或喘者。

二、历史沿革

《内经》虽无哮病之名，但在许多篇章里都有与哮病相关的症状、病因病机的记载。如《素问·阴阳别论》说："阴争于内，阳扰于外，魄汗未藏，四逆而起，起则熏肺，使人喘鸣。"《素问·通评虚实论》亦有"乳子中风热，喘鸣肩息……"的记载。喘，指气喘；鸣，即指喉间作声。《素问·太阴阳明论》又把这一症状称作"喘呼"，"犯贼风虚邪者阳受之……阳受之则入六腑……入六腑则身热不时卧，上为喘呼。""喘呼"也就是气喘而呼鸣有声的意思。可见，《内经》不但对哮病的临床特征有所掌握，而且还认识到本病主要是肺的病变，且与其他脏腑有关；外邪入侵，影响脏腑（特别是肺）的生理功能，是哮病的主要病因病机。

汉代张仲景《伤寒论》中虽然亦无"哮病"这一病名，但"喘家作，桂枝加厚朴杏子佳"之"喘家"，可能就是指素有哮喘史的患者，"作"，则指本病之发作。《金匮要略·肺痿肺痈咳嗽上气病脉证并治》的"咳而上气，喉中水鸡声""其人喘，目如脱状""咳逆上气，时时唾浊，但坐不得眠"；《金匮要略·痰饮咳嗽病脉证并治》的"膈上病痰，满喘咳吐，发则寒热，背痛、腰疼，目泣自出，其人振振身𥆧剧，必有伏饮"，即是对哮病发作时的喉间哮鸣有声、不能平卧的临床特点的描述，同时也指出伏饮、痰浊与本病的发病直接有关。张仲景对本病的治疗有丰富的经验，他的许多处方，如桂枝加厚朴杏子汤、越婢加半夏汤、小青龙汤、射干麻黄汤、皂荚丸、葶苈大枣泻肺汤等，至今仍为治疗哮病常用之方。

隋代巢元方《诸病源候论》称本病为"上气鸣息""呷嗽",对其病机有精辟的阐发:"肺主于气,邪乘于肺,则肺胀,胀则肺管不利,不利则气道涩,故气上喘逆,鸣息不通。"该书还指出本病之发与痰有关:"其胸膈痰饮多者,嗽则气动于痰,上搏咽喉之间,痰气相击,随嗽动息,呼呷有声。"其书虽不载方药,但对本病有"应加消痰破饮之药"的原则性的提示。

唐代孙思邈《备急千金要方》、王焘《外台秘要》等著作,以广搜博采为特点,保留了古代医家许多宝贵的经验。如《外台秘要·卷九·久咳坐卧不得方》所载"久患气嗽,发时奔喘,坐卧不得,并喉里呀声,气欲绝"的证候和以麻黄、杏仁为主药的处方,就很明确地认识到本病的发作性和证候特点。

宋代赵佶《圣济总录》等方书虽然没有专门论及哮病,但所论之"伤寒喘""肺实""肺气喘急"等证,无疑也包括哮病在内。在"伤寒喘"一证里,就指出"其证不一",有邪气在表、邪实在里以及水气、郁热之异;并强调治法虽多,"各求其本";已经初具辨证论治的规模。陈无择《三因极一病证方论·喘脉证治》认为上气喘咳一类疾患,主要是肺的病变,应明确定位,避免迷乱多歧。他说:"夫五脏皆有上气喘咳,但肺为五脏华盖,百脉取气于肺,喘既动气,故以肺为主。"杨士瀛《仁斋直指附遗方论》亦谓:"肺主气,一呼一吸,上升下降,营卫息数,往来流通,安有所谓喘;惟夫邪气伏藏,痰涎浮涌,呼不得呼,吸不得吸,于是上气促急,填塞肺脘,激动争鸣,如鼎之沸,而喘之形状具矣。"从他所描述的喘的症状与病因病机看,很明显的是指哮喘,即哮病。许叔微《普济本事方·卷一》称哮病为"齁喘",并谓"凡遇天阴欲作雨,便发……甚至坐卧不得,饮食不进,此乃肺窍中积有冷痰,乘天阴寒气从背、口鼻而入,则肺胀作声。此病有苦至终身者,亦有母子相传者"。对哮病的病因病机、临床特点、预后都有了比较明确的认识。书中还载有治哮专方"紫金丹",以砒剂治哮,至今还为临床所用。在王执中的《针灸资生经》中,已经有了哮喘之名,如"因与人治哮喘,只缪(刺)肺俞,不缪(刺)他穴""凡有喘与哮者,为按肺俞无不酸疼,皆为缪刺肺俞,令灸而愈"。此期医方中治疗哮病的处方多不胜数,如《圣济总录》一书,单"肺气喘急"一门就有35方;《普济本事方》还载有治哮专方"紫金丹",以砒剂治哮。

金元时期,朱丹溪在《丹溪心法》一书中始以"哮喘"作为独立的病名成篇。他认为"哮喘必用薄滋味,专注于痰";并把哮喘的治法,精辟地概括为"未发以扶正气为主,既发以攻邪气为急"。此论一直为后世医家所宗,影响颇大。

迨明代,朱丹溪弟子戴思恭在《秘传证治要诀·卷六·哮喘》中,明确地提出本病有"宿根"之说:"喘气之病,哮吼如水鸡之声,牵引胸背,气不得息,坐卧不安,此谓嗽而气喘,或宿有此根……遇寒暄则发……"虞抟《医学正传》明确地指出哮与喘的区别:"喘以气息言,哮以声响言。""喘促喉中如水鸡响者,谓之哮;气促而连续不能以息者,谓之喘。"王肯堂《证治准绳》更详细地叙述了两者见症之异:"喘者,促促气急,喝喝息数,张口抬肩,摇身撷肚。""哮与喘相类,但不似喘开口出气之多……以胸中多痰,结于喉间,与气相搏,随其呼吸呀呷于喉间作声……待哮出喉间之痰去,则声稍息;若味不节,其胸中未尽之痰复与新味相结,哮必更作。"秦景明《病因脉证》认为，哮与喘的主要区别，在于哮是发作性疾患："每发六、七日，轻则三、四日。或一月，或半月，起居失慎，则旧病复发。"在哮喘的治疗方面，王肯堂《证治准绳》比较系统地对前人经验进行了总结，对哮之属冷而发者，属中外皆寒，用东垣参苏温肺汤合紫金丹劫寒痰；属寒包热，宗仲景、丹溪用越婢加半夏；遇厚味而发者，用清金丹。李士材《医宗必读》则认为哮病其因甚多，或因坐卧寒湿，或因酸咸过食，或因积火熏蒸，总不外乎痰火郁于内，风寒束于外，所以用药不可过于寒凉，恐风邪难解；亦不可过热，恐痰火易升，主张用苏子、枳壳、桔梗、防风、半夏、瓜蒌、茯苓、甘草一方统之，冬加麻黄，夏加石膏，寒加生姜。张景岳《景岳全书》认为哮病之治，应宗丹溪未发扶正、已发攻邪之说，但"扶正气须辨阴阳，阴虚者补其阴，阳虚者补其阳；攻邪气须分微甚，或温其寒，或清其痰火；发久者，气无不虚，故于消散中宜酌加温补，或于温补中宜量加消散"。明人论哮病的治疗，要推张氏最为全面精当。他还指出："倦倦以元气为念，必使元气渐充，庶可望其渐愈，若攻之太甚未有不致日甚而危者。"亦很有见地。

清代医家在哮病的认识上较之前人又有所进展。李用粹《证治汇补·卷五》精辟地把哮病病因总结为"内有壅塞之气，外有非时之感，膈有胶固之痰"三句话；吴谦《医宗金鉴》把喘哮分作寒、热、虚、实四类，按外寒伤肺、停饮、火郁、痰盛、气虚、肾气虚寒立方。沈金鳌《沈氏尊生书》更进一步认识到本病"大都感于童稚之时，客犯盐醋，渗透气脘，一遇风寒，便窒塞道路，气息喘促"；又谓本病有食哮、水哮、风痰哮、远年久哮种种之异。此外，张璐《张氏医通》、林珮琴《类证治裁》、俞根初《通俗伤寒论》、陈修园《医学三字经》等书中有关哮喘的部分，都结合著者自身的临床实践，对前人经验进行了总结和整理。

三、范围

西医学的支气管哮喘、哮喘型支气管炎以及嗜酸性粒细胞增多症或其他急性肺部过敏性疾患引起的哮喘，均可参考本篇进行辨证论治。

四、病因病机

宿痰内伏于肺，每因外感、饮食、情志、劳倦等因素，以致痰阻气道、肺失宣降，是哮病的基本病因病机。

（一）痰伏于内

痰为体内的病理产物，哮病的形成与发作，均以痰为基本病因。产生痰的原因很多，痰为津液败浊所成，而脾主饮食水谷的精华与水湿的运化，所以一般常说"脾为生痰之源"，但除脾运失健之外，其他脏腑的功能失调也能产生痰，同时与外界各种致病因素对人体的影响也分不开。如外感风寒而失于表散，或燥热之邪袭肺，病邪由浅入深，留于肺系，影响人体气机和津液的流通，日久而变生痰浊；或因饮食不节，恣食厚味肥甘，嗜饮茶水、酒浆，损伤脾胃；或因长期吸烟，熏灼气道，亦能生痰。此外，愤怒忧思不断，气机郁滞，或病后体弱，失于调摄，也能造成脏腑功能失调，从而产生痰浊。痰伏于内，胶结不去，遂成为哮病的宿根，一经新邪引动，则痰随气动，聚于肺系，发为哮喘。

（二）肺失宣降

肺主气，司呼吸，外合皮毛，主宣发和肃降。痰浊既为哮病的宿根，又因其久留人体不去，而使正气逐渐虚弱。脾土虚弱，运化功能低下，则新痰日生；肺气耗散，卫外不固，又易致外邪入侵。如因外受风寒，或淋雨践露，或气候突然变化，或正值节气递换，宿痰为新邪引动，或积食化热，火升气逆，或情志违和，或疲劳困乏，以至痰动气阻，壅于肺系，使肺气既不得宣发于外，又不能肃降于下，上逆而为喘息迫促，而哮鸣作声。

总之，哮病的病理因素以痰为主，痰伏藏于肺，成为发病的"宿根"。此后如遇气候突变、饮食不当、情志失调、劳累等多种诱因，均可引起发作。发作期的基本病机变化为"伏痰"遇感引触，痰阻气闭，以邪实为主。若反复久发，肺脾肾渐虚，则在平时也有正虚表现，当大发作时，可见正虚与邪实相互错杂，甚则发生喘脱。

五、诊断与鉴别诊断

（一）诊断

1. 发病特点

哮病大多起病于童稚之时，与禀赋有关，以后可因感冒、气候变化、疲劳、饮食不当、起居失宜等诱因引动而发作，常数年、数十年发作不愈。发作常有明显的季节性，一般发于秋初或冬令者居多，其次是春季，至夏季则缓解。但也有常年反复发作者。发作时以呼吸迫促、喉间痰鸣有声以及咳嗽、咯痰、胸闷为特点。

2. 临床表现

哮喘发作时的表现：常突然发作，或先有寒热、喷嚏、鼻痒、咽痒、咳嗽或胸闷、恶心呕吐、腹胀、情绪不宁等症状，而后出现哮喘并逐渐加重。患者呼吸困难，呼气延长，往往不能平卧，伴有哮鸣、咳嗽，痰多呈黏液样或稀水样，咯吐不利，如能咯出黏痰则痰鸣气喘可得暂时平息，而移时复作。哮喘严重时，甚至张口出气，两肩高耸，心跳心慌，额部冷汗淋漓，面唇紫黑，睛突，烦躁不安，痛苦异常。每次发作可持续数分钟、数小时或数日不等。

哮喘缓解期的表现：哮病在缓解期，可有轻度咳嗽、咯痰、呼吸紧迫感等表现，但也有毫无症状者；病程日久，反复发作者，平时亦可见气喘、咳嗽、咯痰，呼吸时喉间有声，以及自汗畏风、神疲形瘦、腰酸、水肿等症状。

（二）鉴别诊断

喘证以气息喘急迫促为主要表现，多并发于多种急性、慢性疾病病程中。而哮病是一个独立的疾病，除了气息喘促，以在发作时喉中哮鸣如水鸡声为其特点。"喘以气息言，哮以声响言"，两者以此为辨。实喘中的痰喘，也可能出现气息喘促、哮鸣有声，有类似于哮病、但不若哮病反复发作的特点，不难鉴别。

六、辨证论治

(一) 辨证

1. 辨证要点

(1) 辨冷哮、热哮：哮病在发作期主要表现为实证，但有寒热之别。寒证内外皆寒，谓之冷哮；其证喉中哮鸣如水鸡声，咳痰清稀，或色白而如泡沫，口不渴，舌质淡，苔白滑，脉象浮紧。热证痰火壅盛，谓之热哮；其证喉中痰声如曳锯，胸高气粗，咳痰黄稠胶黏，咯吐不利，口渴喜饮，舌质红，舌苔黄腻，脉象滑数。

(2) 辨肺、脾、肾之虚：哮病在缓解期可表现为虚证，但有肺虚、脾虚、肾虚之异。肺气虚者，证见自汗畏风、少气乏力；脾气虚者，证见食少、便溏、痰多；肾气虚者，证见腰酸耳鸣、动则喘乏。俱当加以辨别，分清主次。

2. 证候

(1) 发作期。

A. 冷哮。

症状：初起恶寒，发热，头痛，无汗，咳嗽，呼吸紧迫感，喉痒、鼻痒或身痒，鼻流清涕如水样；继则喘促加剧，喉中痰鸣如水鸡声，咳吐稀痰，不得平卧，胸膈满闷如窒，面色苍白或青灰，背冷，口不渴，或渴喜热饮。舌质淡，苔白滑，脉浮紧。也有一开始就突然发作，咳喘哮鸣皆呈，而兼见恶寒发热头痛等表证者。

病机分析：感受风寒，或坐卧寒湿，或进食生冷，或气候突变，新邪引动在里之伏痰，壅于气道，痰气相搏，故呼吸迫促，哮鸣有声。恶寒、发热、头痛、无汗、鼻痒、喉痒，皆风寒束表之征；咳吐稀痰，背部冰冷，面色苍白或青灰，为寒痰在里之象。痰气阻于气道，肺失清肃宣发，气机不得流通，故胸闷如窒、不能平卧；中外皆寒，故不渴；渴者，亦非津液之虚，而是痰气交阻、津液不升，故虽渴而不思饮，即使饮亦喜饮热汤。苔白滑、脉浮紧，亦为外有风寒、里有寒痰之象。

B. 热哮。

症状：发热，头痛，有汗，气促胸高，喉中哮鸣，声若曳锯，张口抬肩，不能平卧，痰色黄而胶黏浓稠，呛咳不利，胸闷，烦躁不安，面赤，口渴喜饮，大便秘结。舌质红，苔黄腻或滑，脉滑数。

病机分析：肥甘厚味，酿痰积热，熏灼肺胃，引动宿痰，窒塞关隘，使肺失清肃下行之常，则声高气粗、痰喘哮鸣；痰火壅盛，则胸闷烦躁、痰黄黏稠难出、咳呛不已；痰火内蒸，则汗出、身热、头痛、口渴饮冷、大便秘结；舌红、苔黄、脉滑数，亦皆痰热内盛之象。

(2) 缓解期。

A. 肺脾气虚。

症状：咳嗽短气，痰液清稀，面色白，自汗畏风，食少，纳呆，便溏，头面四肢水肿。舌淡有齿痕，苔白，脉濡弱。

病机分析：哮病反复发作，正气日伤，脾虚则运化失职，其证食少、便溏、多痰、水肿；咳喘既耗肺气，脾虚母气亏虚，土不生金，而肺气更虚，皮毛不固，则自汗畏风，藩篱空疏，外邪易侵；舌薄脉濡弱皆脾肺气虚之征。

B. 肺肾两虚。

症状：咳嗽短气，自汗畏风，动则气促，腰膝酸软，脑转耳鸣，盗汗遗精。舌淡脉弱。

病机分析：肺为气之主，肾为气之根；久病不已，穷必及肾。咳嗽、短气、自汗、畏风，为肺气不足；动则气喘、腰酸耳鸣等症状，为肾气不纳、肾精亏虚的表现。

(3) 哮病危证：阳气暴脱。

症状：哮病发作过程中，陡见吐泻，肉𥆧筋惕，神气怯倦，面色青紫，汗出如油，四肢厥冷。舌色青黯，苔白滑，脉微欲绝。

病机分析：哮病屡发，正气日虚，或因内外皆寒，格阳外越，或凉下太过，克伐真阳，而致阳气暴脱的危症。阳气浮于外，阴邪盛于内，故吐泻不止、汗出如油、神倦气怯、肢厥脉微，种种败象悉呈。

(二) 治疗

1. 治疗原则

以发时治标、平时治本为原则。由于痰浊是本病之宿根，故发时以宣肺豁痰为重点，并根据证候寒热之属性，或宣肺散寒，或宣肺清热。治本主要从肺、脾、肾着手，区别不同的证候，或补益脾肺，或肺肾双补。

2. 治法方药

(1) 发作期。

A. 冷哮。

治法：宣肺散寒，豁痰平喘。

方药：初起用九宝汤加半夏、赤茯苓以散邪豁痰。方中麻黄、杏仁、甘草即三拗汤，有宣肺平喘之效；更配合薄荷、姜、葱，透邪于外；肉桂、紫苏、陈皮、大腹皮行气于里，加半夏、茯苓等以化痰。俾表解气顺，肺气得宣降之常，而哮喘自已。

哮喘大作，可选用厚朴麻黄汤、射干麻黄汤、小青龙汤。三方立方相同之处在于都用麻黄、细辛、半夏、五味子；麻黄宣肺平喘，半夏化痰降逆，细辛、五味子一开一阖，以利肺气的升降。不同之处在于：厚朴麻黄汤兼用干姜、厚朴温化行气，小麦宁神除烦，杏仁、石膏清热平喘，故适用于外受寒邪、里有水饮、饮邪化热而见烦躁里热症状。射干麻黄汤兼用射干下逆气，生姜散寒，大枣和中，紫菀、款冬花温肺止咳，故适用于内外皆寒、呛咳不已。小青龙汤兼用干姜、桂枝等以温化水饮，故适用于外寒内饮之证。三方各有侧重，应视具体情况，斟酌选用，或加减化裁。冷哮久发可合冷哮丸温肺化痰，或紫金丹开关劫痰。

如经过治疗后，哮喘未完全平复，可用神秘汤或苏子降气汤消痰理气；继用六君子汤作丸常服，或服参苏温肺汤即六君子汤加肉桂、紫苏、五味子、木香、桑白皮、生姜，温肺畅气、健脾化痰，以善其后。

B. 热哮。

治法：宣肺清热，涤痰利气。

方药：越婢加半夏汤。方用麻黄、石膏开肺泄热；半夏、生姜化痰降逆；大枣、甘草甘缓和中。痰稠而黏者，去甘草、大枣，合苇茎汤（苇茎、冬瓜子均需用大量），竹沥、川贝母、全瓜蒌、鱼腥草、海浮石、桑白皮等清化热痰药物，亦可酌加。哮喘较剧，加杏仁、地龙。热痰壅盛，阻塞气道，气急欲死，加吞猴枣粉，每日2次，每次0.3 g。

厚味积热，痰热化火，或热哮当盛夏而发，面赤、身热、汗出、口渴饮冷、脉洪大者，用白虎汤泻火清金为主，加黛蛤散、黄芩、全瓜蒌、川贝母、枳壳、滑石、桑白皮、苇茎。痰火熏灼，津液销烁，舌苔黄燥、大便秘结，用礞石滚痰丸坠下痰热；或三化汤，或大承气汤合小陷胸汤以通腑泄热，腑气得通，痰垢得下，其喘自平。

如服药后哮喘渐平，而痰热留恋于肺，气急、咳嗽、痰黄，用定喘汤，或费氏鹅梨汤以清化之。如肺阴伤，去麻黄，酌加沙参、麦冬、玉竹、百合之类以润肺保金。

(2) 缓解期。

A. 肺脾气虚。

治法：健脾益气，补土生金。

方药：四君子汤，常加山药、薏苡仁甘淡益肺；五味子摄纳肺气。表虚自汗加炙黄芪、浮小麦、大枣，不效加制附片、龙骨、牡蛎以敛汗固卫。食少、腹胀、痰多，加半夏、陈皮、前胡。面色白、形寒、心悸，四君子汤合保元汤或黄芪建中汤温阳益气。平时可常服六君子丸或资生丸。

B. 肺肾两虚。

治法：肺肾双补。

方药：四君子汤合金水六君煎。方用熟地黄补肾纳气，人参补肺益气，白术、茯苓、炙甘草健脾，陈皮理气，当归养血，半夏化痰。以肺气虚为主者，加黄芪、山药之类；以肾虚为主者，加杜仲、怀牛膝、菟丝子、淫羊藿之类；或用大补元煎。咳嗽气喘，兼以川贝母、杏仁、车前子、前胡、苏子、旋覆花之类出入。平时可常服金匮肾气丸、六君子丸或嵩崖脾肾丸以培其根本。

(3) 哮病危证：阳气暴脱。

A. 治法：回阳救逆。

B. 方药：四逆汤加人参。方用附子、干姜迅化浊阴以回阳；人参、炙甘草益气固脱。面色青紫、舌紫者，加桃仁、红花活血化瘀。阳气津液两脱，宜回阳固阴、益气生脉，用陶氏回阳救急汤。方用人参、附子、肉桂、干姜、炙甘草以回阳，麦冬、五味子以固阴，并借麝香之香窜以醒脑通窍。

3. 其他治法

(1) 古方：古代文献中治疗哮喘的复方很多，兹选录部分，以供临床组方用药参考。

A. 橘皮汤（《备急千金要方》）：橘皮、麻黄、柴胡、紫苏、杏仁、生姜、石膏。用于寒包热之哮喘。

B. 厚朴汤（《备急千金要方》）：厚朴、麻黄、桂心、黄芩、石膏、大戟、橘皮、枳实、甘草、秦艽、杏仁、茯苓、细辛、半夏、生姜、大枣，水煎服。用于哮喘实证，寒热并见，胸满喘促。

C. 紫菀汤（《圣济总录》）：紫菀、甘草、葶苈子、槟榔、茯苓等。用于痰气交阻之哮喘。

D. 紫菀饮（《圣济总录》）：紫菀、川贝母、五味子、木通、大黄、杏仁、白前、竹茹。用于肺热哮喘。

E. 控涎丹（《三因极一病证方论》）：甘遂、大戟、白芥子。用于顽痰致哮。

F. 泻肺丸（《圣济总录》）：马兜铃、茯苓、桑白皮、杏仁、款冬花、甘草、葶苈子、防己、陈皮、皂荚。用于痰壅气滞，哮喘咳嗽。

G. 四神汤（《圣济总录》）：麻黄、五味子、杏仁（去皮尖）、炙甘草，嚼咀，如麻豆，水煎15 g，空心温服。用于肺气喘嗽。

H. 清金丹（《类证治裁》）：莱菔子、牙皂、姜汁。

I. 五虎二陈汤（《古今医鉴》）：麻黄、杏仁、石膏、陈皮、半夏、茯苓、甘草、人参、木香、沉香、细茶、生姜，水煎服。用于哮吼喘急、痰盛。

J. 新增加味散邪定喘汤（《诸证提纲》）：陈皮、茯苓、半夏、贝母、瓜蒌、天南星、枳壳、黄芩、白术、桔梗、葶苈子、杏仁、麦冬、羚羊角（可不用）、甘草、款冬花、苏子、桑白皮、生姜。用于气喘痰热。

K. 沉香降气散（《顾氏医镜》）：沉香、砂仁、苏子、橘红、郁金、蜜炙枇杷叶、茯苓、麦冬，肺壅喘甚加葶苈子，夹热者加茅根。用于肺郁致喘。

L. 皂荚丸（《沈氏尊生书》）：皂荚（去皮子弦）、明矾、杏仁、白丑头末、紫菀、甘草、桑皮、石菖蒲、半夏、胆星、百部。用于久哮。

M. 小萝皂丸（《诸证提纲》）：莱菔子（蒸）、皂角（烧灰）、南星（白矾水浸，晒）、瓜蒌仁、海蛤粉，上为极细末，姜汁和蜜捣匀为丸，噙化。用于痰喘。

（2）针灸。

A. 实证，宜针。常用穴位有大椎、身柱、风门、肺俞、丰隆、膻中、曲池、合谷、外关、商阳、鱼际等。

B. 虚证，宜灸。常用穴位有肺俞、璇玑、膻中、天突、气海、关元、膏肓、神阙、三阴交、肾俞、复溜、命门等。

（3）穴位埋线选取定喘、大椎、肺俞、厥阴俞、中府、尺泽等穴，埋植羊肠线，20～30日一次，连续数次。

（4）贴敷法。

A. 三健膏：天雄、川乌、川附子、桂心、官桂、桂枝、细辛、川椒目、干姜各等份，麻油熬，加黄丹收膏，摊贴肺俞穴，三日一换。

B. 白芥子涂法：白芥子（研末）、延胡索各30 g，甘遂、细辛各15 g，入麝香1.5 g，研末杵匀，姜汁调涂肺俞、膏肓、百劳等穴，10日一换，最好在夏月三伏天涂治。

此外，割治、拔罐、梅花针、药物小剂量穴位注射等疗法，均可酌情采用。

七、转归及预后

哮病虽有冷哮、热哮之分，但冷哮日久或治疗中长期过用温燥，在里之寒痰、湿痰亦有化燥化火的可能，而为寒热夹杂或外寒里热之证；热哮日久，如屡用凉下，损伤中阳，也可能转化为冷哮。无论冷哮、热哮，由于病邪久留不去，哮喘屡愈屡发，都会使人体正气日耗，由实证渐次向虚证方向转化，而为正虚邪恋或正虚邪实之证。

哮病是一种顽固难愈的疾病，病程颇长，反复发作，根深蒂固，难以速除。如能控制其发作，平时注意将护，调养正气，并坚持服用以扶正固本为主的方药，部分患者可望获得根治，即使未得根治，亦可望减少或减轻发作。

哮病如长期不愈，反复发作，见周身悉肿、饮食减少、胸凸背驼；发作时冷汗如油、面色苍白或青紫、四肢厥冷、下利清谷、脉来短数或按之如游丝者，预后不良。

八、预防与护理

哮喘每因气候突然变化，特别是寒冷空气的刺激而诱发，故患者应注意避免感冒，并可以根据具体情况，做适当的体育锻炼，如打太极拳、跑步等，以逐步增强体质。青壮年患者，可逐渐试作冷水浴，以适应寒冷刺激，减少发病。饮食宜清淡，忌肥甘厚味，如酒、鱼、虾、肥肉、浓茶等，勿过饮过饱。居住环境的空气宜新鲜，避免异味和烟尘刺激。有吸烟嗜好者，应坚决戒烟。

哮喘发作时应及时治疗；平时可长期服用切合具体情况的扶正固本中药，以增强机体抗病能力，减少发作，但严忌杂药乱投、损伤正气。

九、现代研究

（一）病因病机

近年来，许多学者认识到风、痰、瘀等为哮喘的重要病理因素，同时某些脏腑功能失调与哮喘的发生也有一定的关系。晁恩祥等针对哮病发病迅速、时发时止、反复发作、发时痰鸣气喘的特征，认为此与风邪善行数变的性质相符，以"风哮"命名，提出"风盛痰阻，气道挛急"是本病急性发作主要病机的观点。柯新桥认为，无论发作期和缓解期，肾虚（尤其是肾阳虚）始终是哮病最根本的病理机制。吴毛蕾认为，"痰、瘀"是哮喘发病的主要病理因素，而（肾）阳虚是哮喘反复发作的根本原因。周宝银认为哮喘反复发作，因痰气交阻，肺气郁滞，久则肺络不通，瘀血停积，阻滞气道，妨碍气机升降，而致气逆喘息加重，此即"先由气病，后累血病""久病入络"。又提出痰气瘀阻、肺失宣降为哮喘的基本病机。武维屏认为，哮喘发作是正邪交争、脏腑功能失调的结果，病性总属本虚标实，强调风、痰、气、瘀、虚为哮喘发作的基本病机特点。

（二）辨证分型

随着近代医家对哮病病因病机研究的不断深入，对哮病的辨证分型也出现了许多新的观点。曾庆明将哮喘分寒邪伏肺型、热痰阻肺型、气郁痰阻型、痰瘀气壅型、肺肾两虚型。姜良铎将哮病分为寒邪凝滞、热邪壅肺、贼风袭肺、肝乘肺金、痰毒互结、脾肺气虚、肺肾两虚 7 种证型。杨筱泉将哮喘分为寒痰型、热痰型、痰浊型、脾肾阳虚型。李智根据哮病的发生发展规律,将其分为早、中、后期,同时以脏腑辨证为纲,把哮病归纳为鼻哮、肺哮、肝哮、脾哮、肾哮 5 个证型。窦进等将哮病发作期分为寒痰伏肺、痰热蕴肺、风痰阻肺、痰浊壅肺 4 个证型;缓解期分为肺卫虚弱、脾失健运、肾气不足、肺络瘀阻 4 个证型。武维屏则将哮病分为风哮、痰哮、气郁哮、血瘀哮、虚哮 5 个证型。

(三) 辨证论治

1. 发作期

发作时治标,以攻邪为主。针对寒热,治分温清。近代学者多将发作期分为寒哮和热哮分别治之。邱志楠等将支气管哮喘的患者 136 例,随机分为喘平胶囊(麻黄、杏仁、地龙、黄芩、椒目、党参等)治疗组 106 例,桂龙咳喘宁胶囊对照组 30 例,连续观察 2 周,结果显示,临床控制率分别为 45.28% 和 36.67%,总有效率分别为 92.45% 和 86.67%。余小萍等以平喘定哮方(射干、炙麻黄、紫菀、款冬花、竹沥、半夏、柴胡、前胡、枳壳、桔梗、生甘草、丹参、郁金)为基础方治疗哮喘 232 例,临床控制 27 例,显效 88 例,有效 99 例,总有效率为 92.25%;1 周内见效 211 例,占 90.25%。陈建建等将支气管哮喘中医证属热哮者 90 例随机分为治疗组 50 例、对照组 40 例,前者用止咳定喘片、后者用蠲哮片治疗。结果治疗组总有效率为 80%,对 FEV_1 和 PEFR 均有升高作用,对 IgE 有降低作用,对喘息、哮鸣音、咳嗽、咯痰等有显著的改善作用,与对照组相比差异有显著性($P<0.05$)。王利等将支气管哮喘急性发作期 60 例轻度、中度患者,随机分为调肝理肺汤(香附、桑白皮、全瓜蒌、黄芩、清半夏、丹参、钩藤、白芍、桔梗、地龙、防风、炙麻黄)治疗组 30 例,对照组 30 例,予氨茶碱片;治疗 2 周后,总有效率分别为 90% 和 86.67%,控显率分别为 63.33% 和 66.67%。倪雪莉等将支气管哮喘发作期的患者随机分为治疗组(23 例)和对照组(20 例),分别给予常规药合复方丹参注射液和常规药物治疗,疗程均为 14 天。结果显示,治疗组总有效率为 95.7%,与对照组比较有显著性差异($P<0.05$)。这提示加用活血化瘀药物复方丹参注射液治疗支气管哮喘发作期有较好的疗效。干磊将 65 例支气管哮喘患者随机分为 2 组,治疗组 34 例,采用自拟补虚止哮汤(黄芪、半夏、白果、皂荚、淫羊藿、补骨脂、五味子、射干、杏仁、白术、茯苓、炙麻黄、桃仁、甘草)内服治疗;对照组 31 例,采用泼尼松、酮替芬等治疗。各组均以 4 周为一个疗程,结果显示,治疗组总有效率为 97.06%,对照组总有效率为 80.65%,两组差异有显著性($P<0.05$)。

2. 缓解期

缓解期治本为主,或扶正祛邪并用。邓乐巧等将 221 例支气管哮喘非急性发作期患者随机分成 2 组,治疗组 116 例,口服温阳平喘胶囊(川附片、小白附子、麻黄、黄芩等)治疗,对照组 105 例,口服桂龙咳喘宁胶囊,30 天为一个疗程。结果:治疗组总有效率为 93.1%,与对照组比较有显著性差异($P<0.05$);且能明显降低血清 IgE、外周血嗜酸粒细胞的水平,改善 FEV_1 的指标。李素花等选择 55 例非急性发作期哮喘患者,随机分 2 组,治疗组 29 例,口服宣肺定喘胶囊;对照组 26 例,口服桂龙咳喘宁胶囊;治疗 4 周后 2 组症状、体征均有明显改善($P<0.01$),治疗组改善喘息、哮鸣音更明显

($P<0.05$)。两组肺功能均有明显提高（$P<0.01$），治疗组疗效高于对照组（$P<0.01$）。郑翠娥等将80例支气管哮喘缓解期患者随机分为2组，每组40例，分别治以喘舒颗粒（党参、补骨脂、白芥子、细辛等）和氨茶碱片口服，连用8周，治疗组总有效率为87.5%，对照组总有效率为65%。胡为营自拟喘舒汤治疗缓解期难治性支气管哮喘，治疗组60例，对照组60例，2组均常规给予解痉平喘、抗感染和祛痰等治疗。治疗组在此基础上予自拟喘舒汤（蛤蚧粉、紫河车粉、熟地、红参、核桃仁、山药、桃仁），每天1剂，1个月为一个疗程，结果治疗组总有效率为90%，对照组总有效率为55%，两组比较有显著性差异（$P<0.05$）。

（四）外治疗法

外治法是中医传统治疗方法，包括穴位敷贴、针灸、穴位埋藏法等，在哮喘的临床治疗方面有广泛的应用和广阔的前景。陶红等根据中医阴病取阳理论，自制贴敷药饼（白芥子、细辛、生甘遂、莪术、延胡索、硫黄、麝香、姜汁、冰片）贴敷于大椎、定喘（双）、肺俞（双）、膏肓（双）、心俞（双）穴，夏日三伏为治疗时机，对70例哮喘患者进行了连续3年的治疗，总有效率为91.4%。陈少卿等采用白芥子散（白芥子、细辛、甘遂、延胡索）穴位敷贴治疗支气管哮喘130例，分别敷贴在百劳、肺俞、膏肓穴上；并设对照组35例，采用西药抗生素配合口服氨茶碱常规治疗，均以6天为一个疗程。治疗组总有效率为88%，对照组总有效率为53%。李周忠等比较化脓灸与针刺治疗的疗效，将支气管哮喘患者随机分成2组，灸治组30例，用麻黄、桂枝、麝香等药物研粉与陈年艾绒拌匀装瓶，施灸于肺俞、大杼、定喘等穴位，灸后贴自制化脓灸药膏，30天为一个疗程。针刺组30例，取穴、疗程与灸治组相同。灸治组总有效率为100%，针刺组总有效率为66.7%。陆健以定喘方（制附子、党参、白术、茯苓、制半夏、款冬花、白芥子、细辛、甘草）浸泡羊肠线，埋于肺俞、定喘、肾俞等穴中，共治疗哮喘68例，总有效率为93%，对虚喘型患者疗效优于实喘型。

十、小结

哮病以呼吸喘促、喉间哮鸣有声为特征，多系痰浊内伏、遇新邪引动而触发，往往反复发作，短期很难治愈。

哮病在发作期以治标为急，缓解期以治本为主。冷哮治以宣肺散寒、豁痰平喘；热哮治以宣肺清热、涤痰利气。治本当区别肺脾气虚和肺肾两虚，分别予以补益脾肺和肺肾双补。至于哮病屡发，正气亏虚，出现阳气暴脱，又当急予回阳固脱之剂。此外，治疗此病要注意寒热虚实之间的转化，明辨证候寒热、虚实之兼夹，方能切中病机。

第四章

消化系统疾病

第一节 慢性胃炎

一、概述

慢性胃炎是胃黏膜在各种致病因素作用下所发生的慢性炎症性病变或萎缩性病变。目前对其命名和分类尚缺乏统一认识,一般分为慢性非萎缩性胃炎和慢性萎缩性胃炎,慢性胃炎无典型及特异的临床症状,大多数患者表现为消化不良的症状,如进食后有上腹部饱胀或疼痛、嗳气、泛酸等,尤其是萎缩性胃炎患者,主要表现为胃部似有物堵塞感,但按之虚软。本病属于中医学"胃脘痛""胃痞证"的范畴。

本病发病率极高,在各种胃病中居于首位,占接受胃镜检查患者的80%~90%,男性多于女性,且其发病率有随年龄增长而有所升高的趋势。其病因迄今尚未完全明确。一般认为物理性、化学性及生物性有害因素持续、反复作用于易感人体即可引起胃黏膜慢性炎症。已明确的病因包括胃黏膜损伤因子、幽门螺杆菌感染、免疫因素、十二指肠液反流、胃窦内容物潴留、细菌病毒和其毒素、年龄因素和遗传因素。

二、病因病机

胃脘痛发生的常见原因有寒邪客胃、饮食伤胃、肝气犯胃和脾胃虚弱等。胃主受纳腐熟水谷,若寒邪客于胃中,寒凝不散,阻滞气机,可致胃气不和而疼痛;或因饮食不节,饥饱无度,或过食肥甘,食滞不化,气机受阻,胃失和降引起胃脘痛;肝对脾胃有疏泄作用,如因恼怒抑郁,气郁伤肝,肝失条达,横逆犯胃,亦可发生胃脘痛;若劳倦内伤,久病脾胃虚弱,或禀赋不足,中阳亏虚,胃失温养,内寒滋生,中焦虚寒而痛;亦有气郁日久,瘀血内结,气滞血瘀,阻碍中焦气机,而致胃脘痛发作。总之,胃脘痛发生的病机分为虚实两端,实证为气机阻滞,不通则痛;虚证为胃腑失于温煦或濡养,失养则痛。

(一)实证

主症:上腹胃脘部暴痛,痛势较剧,痛处拒按,饥时痛减,纳后痛增。

兼见胃脘痛暴作、脘腹得温痛减、遇寒则痛增、恶寒喜暖、口不渴、喜热饮、或伴恶寒、苔薄白、脉弦紧者,为寒邪犯胃;胃脘胀满疼痛、嗳腐吞酸、嘈杂不舒、呕吐或矢气后痛减、大便不爽、苔厚腻、脉滑者,为饮食停滞;胃脘胀满、脘痛连胁、嗳气频频、吞酸、大便不畅，每因情志因素而诱发，心烦易怒，喜太息，苔薄白，脉弦者，为肝气犯胃；胃脘痛而拒按、痛有定处、食后痛甚，或有呕血便黑，舌质紫暗或有瘀斑，脉细涩者，为气滞血瘀。

（二）虚证

主症：上腹胃脘部疼痛隐隐，痛处喜按，空腹痛甚，纳后痛减。

兼见泛吐清水、喜暖、大便溏薄、神疲乏力、或手足不温、舌淡苔薄、脉虚弱或迟缓，为脾胃虚寒；胃脘灼热隐痛、似饥而不欲食、咽干口燥、大便干结、舌红少津、脉弦细或细数，为胃阴不足。

三、辨病

（一）症状

慢性非萎缩性胃炎缺乏特异性症状，症状的轻重与胃黏膜的病变程度并非一致。大多数患者常无症状或有程度不同的消化不良症状，如上腹隐痛、食欲减退、餐后饱胀、反酸等。萎缩性胃炎患者可有贫血、消瘦、舌炎、腹泻等，个别患者伴黏膜糜烂者上腹痛较明显，并可有出血。本病进展缓慢，常反复发作，中年以上好发病，且发病率有随着年龄增长而提高的倾向。部分患者可无任何症状，多数患者可有不同程度的消化不良症状，体征不明显。各型胃炎其表现不尽相同。

1. 慢性非萎缩性胃炎

慢性非萎缩性胃炎可有慢性不规则的上腹隐痛、腹胀、嗳气等，尤以饮食不当时明显，部分患者可有反酸，上消化道出血，此类患者胃镜证实糜烂性及疣状胃炎居多。

2. 萎缩性胃炎

不同类型、不同部位其症状亦不相同。胃体胃炎一般消化道症状较少，有时可出现明显厌食、体重减轻，舌炎、舌乳头萎缩。萎缩性胃炎影响胃窦时胃肠道症状较明显，特别有胆汁反流时，常表现为持续性上中腹部疼痛，于进食后即出，可伴有含胆汁的呕吐物和胸骨后疼痛及烧灼感，有时可有反复少量上消化道出血，甚至出现呕血。

（二）体征

慢性胃炎大多无明显体征，有时可有上腹部轻压痛。

（三）辅助检查

1. 实验室检查

（1）胃酸：浅表性胃炎胃酸正常或略低，而萎缩性胃炎则明显降低，空腹常无酸。

（2）胃蛋白酶原：由主细胞分泌，在胃液、血液及尿中均可测得。蛋白酶水平高低基本与胃酸平行。但主细胞比壁细胞数量多，所以在病态时，胃酸分泌常常低于蛋白酶原的分泌。

（3）促胃液素：由胃窦G细胞分泌。促胃液素能促进胃液特别是胃酸分泌，由于反馈作用，胃酸低时促胃液素分泌增多，胃酸高时促胃液素分泌减少。此外，血清促胃液素高低与胃窦黏膜有无病变关系密切。无酸的患者理应胃泌素升高，但若不高说明胃窦黏膜病变严重G细胞减少。

(4) 幽门螺杆菌检查：可通过培养、涂片、尿素酶测定等方法检查。

(5) 其他检查：如壁细胞抗体、内因子抗体或胃泌素抗体等。

2. 影像学检查

(1) 胃镜检查：悉尼分类系统对胃镜检查的描述词做了一系列的规定，包括对水肿、红斑、脆性、渗出、扁平糜烂、隆起糜烂、结节、皱襞肥大、皱襞萎缩、血管透见及出血点进行描述。浅表与萎缩两型胃炎胃镜诊断与病理诊断的符合率为60%～80%。但胃镜所见与病理所见尚无一致规律，也难以用病理变化来解释胃镜所见，如花斑样潮红、血管透见等。

(2) X射线检查：浅表性胃炎X射线无阳性发现。萎缩性胃炎可见皱襞细小或消失，张力减弱。黏膜的增生肥厚易被认为是肿瘤。胃窦部黏膜粗乱常诊断为肥厚性胃炎，但不能被活组织检查证实。

四、类病鉴别

(一) 胃癌

慢性胃炎之症状（如食欲不振、上腹不适、贫血等）与胃癌颇为相似，需特别注意鉴别。绝大多数患者纤维胃镜检查及活检有助于鉴别。

(二) 消化性溃疡

两者均有慢性上腹痛，但消化性溃疡以上腹部规律性、周期性疼痛为主，而慢性胃炎疼痛很少有规律性并以消化不良为主。鉴别依靠X射线钡餐透视及胃镜检查。

(三) 慢性胆道疾病

慢性胆囊炎、胆石症常有慢性右上腹痛、腹胀、嗳气等消化不良的症状，易误诊为慢性胃炎。但该病胃肠检查无异常发现，胆囊造影及B超异常可最后确诊。

(四) 其他

肝炎、肝癌及胰腺疾病亦可因出现食欲不振、消化不良等症状而延误诊治，全面细致的查体及辅助检查可尽量避免误诊。

五、治疗

(一) 论治原则

本病以疏肝健脾、和胃止痛为论治原则。

(二) 分证论治

1. 脾胃虚弱（虚寒）证

主症：胃脘部隐隐作痛，得温痛减，口中和，喜热饮，或伴恶寒，舌淡胖边有齿痕，苔薄白，脉弦紧。

治法：温中健脾，和胃止痛。

主方：香砂六君子汤（《医方集解》）或黄芪建中汤加减。

药物：党参、炒白术、茯苓、法半夏、陈皮、木香、砂仁（后下）、干姜、炙甘草。

2. 肝胃不和（或肝胃气滞）证

主症：上腹胃脘部暴痛，痛势较剧，痛处拒按，饥时痛减，口干口苦，苔薄白，脉弦紧。

治法：疏肝和胃，理气止痛。

主方：柴胡疏肝散（《景岳全书》）。

药物：柴胡、香附、川芎、陈皮、枳壳、白芍、甘草。

3. 脾胃湿热证

主症：胃脘疼痛、嘈杂，痛势绵绵，纳后痛增，口干而不欲饮，苔白厚腻或黄腻，脉弦滑。

治法：清热除湿、理气和中。

主方：连朴饮（《霍乱论》）加减。

药物：黄连、厚朴、石菖蒲、制半夏、炒栀子、芦根、茵陈、生薏苡仁、炒莱菔子。

4. 胃阴不足证

主症：胃脘疼痛、嘈杂，口干而不欲饮或饮而口渴不减，苔白少津或少苔，脉细。

治法：养阴益胃，和中止痛。

主方：益胃汤（《温病条辨》）加减。

药物：北沙参、生地、麦冬、白芍、川楝子、石斛、当归、甘草。

5. 胃络瘀阻证

主症：胃脘部刺痛，痛势较剧，痛处不移，痛而拒按，舌边夹瘀斑瘀点，苔白，脉弦细涩。

治法：活血通络止痛。

方药：丹参饮合失笑散加减。

药物：丹参、砂仁（后下）、蒲黄、莪术、五灵脂、三七粉（兑服）、延胡索、川芎、当归。

（三）中医特色治疗

1. 中成药

（1）脾胃虚弱（寒）型：温胃舒胶囊或养胃舒胶囊每次3粒，每天3次；胃康胶囊日服3次，每次2粒；参附注射液20～50 mL静脉滴注，连续使用10～14天；益气复脉针20 mL静脉滴注，连续使用10～14天；生脉/参麦针20～50 mL静脉滴注，连续使用10～14天。

（2）肝胃气滞型：气滞胃痛颗粒每次5 g，每日3次；荆花胃康丸每次2粒，每天3次；胆胃康胶囊日服3次，每次2粒；枳术宽中胶囊每次3粒，每日3次。血栓通注射液、丹参川芎嗪注射液、丹红注射液等均可使用。

（3）脾胃湿热型：三九胃泰颗粒、荆花胃康丸、肠胃舒胶囊等成药可用。丹红注射液、血必净注射液、丹参川芎嗪针等可使用。

（4）胃阴不足型：养胃舒胶囊每次2粒，每天3次；猴头菌颗粒每次1包，每日3次；延胡胃安胶囊每次2粒，每天3次；生脉/参麦针20～50 mL静脉滴注，连续使用10～14天。

（5）胃络瘀阻型：胃复春片、复方胃痛田七胶囊及参芎葡萄糖注射液、丹红注射液、血栓通注射液、丹参川芎嗪注射液等均可使用。

2. 其他中医综合疗法

（1）针灸治疗胃脘痛是目前主要的外治法之一，具有经济、方便、安全的优势，一些临床报道证明针灸对胃肠道功能具有双向调节作用，尤其对胃动力具有良好的双向调节功能，可能是改善慢性胃炎症状的病理基础，但同样缺乏严格的随机对照试验（randomized controlled trial，RCT）证据。体针疗法取穴中脘、内关、胃俞等，根据证型可适当加减。如肝胃不和，可加肝俞、太冲、行间；脾胃虚弱，可加脾俞、气海；胃阴不足，可加三阴交、太溪；虚证用补法，其他证型用平补平泻，每日或隔日1次，10次为一疗程，疗程间隔3～5天。

（2）穴位贴敷治疗：一是中药穴位给药，用芳香走窜之品渗透皮肤，使诸药通过经络传导，运行周身，以调整脏腑阴阳气血，扶正祛邪，从而改善临床症状。分别采用胃寒贴、胃热贴敷膏治疗胃脘痛患者1 220例，临床运用5年来，贴敷组临床总有效率达93%，与内服传统方药、无穴位敷贴的对照组疗效出现明显差异，说明中药内服加外治法治疗胃脘痛疗效有明显提升。二是采用"穴位敷贴治疗贴"贴敷于上脘穴、神阙穴、关元穴等，对改善慢性胃炎引起的胃脘痛、上腹饱胀感、不思饮食等症已在临床证实是有益的，而且携带方便、使用便捷。

（3）耳穴：使用王不留行籽贴耳穴，主穴为胃、脾、皮质下、十二指肠、交感。配穴为肝、神门。

3. 药膳疗法

药膳是在中医药学理论指导下，采用天然药物与日常食物，尤其是具有药用价值的食物，按一定配伍规则合理配制，烹制成既美味可口，又有一定疗效和养生作用的特殊膳食。其药性、食性兼而取之，两者相辅相成地发挥着药物和食物的综合作用，慢性浅表性胃炎临床上多有食欲不振、纳少等消化不良症状，且本病反复发作，长期服药又极易败伤胃气，因而施用药膳治疗本病尤为适宜，不仅可以祛病疗疾，而且可收"淡食以养胃"之功，一举两得。

（1）白术猪肚粥：这是传统的中药方剂，来源于《圣济总录》，用于慢性浅表性胃炎之脾胃虚弱的食欲不振。

原料：白术30 g、槟榔10 g、生姜10 g、猪肚1个、粳米100 g、葱白3根（切细段）、盐少许。

做法：将以上三味药捣碎，猪肚洗净去涎滑，纳药于猪肚中缝口，以水煮猪肚至熟，取汁，将粳米及葱白共入汁中煮粥，并加盐。

（2）玉竹粥：玉竹又称为葳蕤，自古以来，人们就把它当作滋补强壮、延年益寿的药材使用，不仅有补益作用，而且有美容之功。玉竹含有铃兰苦苷、铃兰苷、黏液质、蛋白质、淀粉、维生素等成分。现代药理研究证明，玉竹还有强心、降血糖等功效，适用于胃火炽盛或阴虚内热，消谷善饥之胃炎患者。因其滋腻，胃部饱胀、口腻多痰、舌苔厚腻者忌服。

原料：玉竹20 g（鲜玉竹60 g）、粳米100 g、冰糖适量。

做法：将玉竹洗净，切片，放入砂锅内，加水煎取浓汁，去渣。将米洗净，连同煎汁放入砂锅内，加入适量水，用大火煮沸，改为小火煮约30 min成粥，用糖调味即可。

（3）橘皮粥：适用于肝气犯胃之胃脘胀痛、食后尤甚不适者。

原料及做法：橘皮15 g（切碎）、白米60 g，同煮成粥后食用。

4. 名老中医经验方

（1）李乾构教授经验：李乾构是主任医师、教授、硕士研究生导师、国家第三批名老中医药专家。1964年毕业于广州中医学院，分配到北京市中医院工作，至今已多年，精通中医基础理论，积累了丰富的临床经验。李老认为本病病位在胃，与肝脾有关；病机特点是本虚标实，本虚为脾胃虚弱，标实为气血痰湿食等郁滞中焦，气机不通；治疗时应健脾和胃，理气降逆。

A. 健脾土，助中运，《金匮要略》谓"四季脾旺不受邪"。脾主运化，脾气健则运化功能正常，水谷精微才能转输于全身，糟粕才得以排出体外。治疗时李老以四君子汤加减，以健脾补气，助运和中。

B. 疏肝气，调气机，《素问·宝命全形论》谓"土得木则达"。唐容川云："木之性主疏泄，食之入胃，全赖肝之气以疏泄，而水谷乃化，若肝不疏泄水气，渗泄中满之证在所难免。"肝主疏泄，调畅气机，肝气不舒，则气机郁滞，横逆犯胃，胃失和降而成痞。治疗时可加柴胡、郁金、木香、枳实、厚朴等以疏肝理气，调畅气机。

C. 降胃气，理中焦，胃主和降，以降为顺。胃失和降，则气机不畅，糟粕无以排出，浊气上逆，而发为痞证，出现嗳气、呃逆等症，如《素问·宣明五气》所说："胃为气逆、为哕。"治疗时可加旋覆花、代赭石、炒莱菔子、降香，以和胃降逆，调理中焦。

D. 祛瘀血，养胃络。胃为多气多血之腑，脾为统血之脏，脾虚统摄失职，血液离经留滞脉管内外可致血瘀，气虚无力鼓动血液运行或肝郁气滞也可致血瘀。功能性消化不良发病时间长，多有瘀血在内。治疗时应适当加用活血祛瘀药，如丹参、酒军之类以祛瘀生新，养胃通络。

E. 病案。王某，女，60岁，于2002年10月初诊。以"胃胀间歇发作1年，加重2个月"为主诉来医院求治。患者1年前于生气后出现胃胀，进食后加重，嗳气、早饱、恶心、呕吐，每日1~2次，伴纳差，大便干，3日1行，曾服六味安消胶囊略有缓解。2月前再次因生气而上症加重，再服六味安消胶囊疗效不佳，故来医院求治。舌淡，苔白，脉弦细。诊断：痞满。辨证：脾虚气滞，肝胃不和。治法：健脾理气，疏肝和胃。处方：党参20 g、茯苓20 g、生白术30 g、炙甘草5 g、陈皮10 g、姜半夏10 g、柴胡10 g、生白芍20 g、枳实10 g、厚朴10 g、旋覆花10 g、生赭石10 g、酒军5 g、丹参20 g。连服7剂。二诊：呕吐消失，余症减半，舌淡红，苔薄白，脉弦细。原方去旋覆花、生赭石，继服7剂。三诊：诸症消失，改服健脾消胀冲剂，巩固疗效。1个月后随诊，未再复发。

（2）余绍源教授经验方：益胃饮。

余绍源教授是主任医师、博士研究生导师、广东省名中医、广东省中医药学会消化病专业委员会主任委员、享受国务院特殊津贴者。益胃饮组成：乌梅、石斛、太子参、山药、山楂、沙参、麦冬、生地黄、地骨皮。功效：养阴益胃。主治：胃部灼热疼痛、餐后饱胀、口干舌燥、大便干结。临床运用：本方适用于慢性萎缩性胃炎、胃酸偏低者，或中晚期慢性胃炎患者。

(3) 毛水泉教授经验：毛水泉是主任中医师，毕业于浙江中医药大学，是绍兴市医学重点学科——脾胃病专科学科带头人。

A. 疏肝理气。毛老十分重视肝气在慢性胃炎发病机制上的作用，认为胃为气血之腑，以气血调畅为贵，而气血调畅赖肝之疏泄，若肝郁气滞，横逆犯胃，胃中气机阻滞，不通则痛。治以疏肝和胃，调理气机。药用柴胡疏肝理气而解郁结，为主药；枳壳归脾胃经，理气宽中，消除胀满；白芍平肝敛阴以止痛；青皮疏肝破气沉降下行。共奏疏肝理气、降逆和胃之功效。另外，毛老喜用三棱、莪术，谓其性近和平，性非猛烈而建功甚速，实为经验之谈。

B. 健脾和胃。毛老认为，慢性脾胃病病程长，"久病必虚"。由于脾胃虚弱，运化无力，气机运化失调，而产生气滞、食滞等；同时脾失健运，湿从内生，积滞和湿瘀均可阻滞中焦，影响气机的升降，日久则气滞血瘀；郁久化热，又可产生湿热；食滞、湿瘀、气滞、血瘀反过来又会损伤脾胃，加重脾胃虚弱，从而形成恶性循环。气虚之甚即阳虚，脾胃虚弱进一步发展为脾胃虚寒。因此脾胃虚弱是慢性脾胃病之根本，而健脾助运法常作为治疗慢性胃炎的大法。毛老临证常选生黄芪、党参、白术、茯苓、甘草等，取参苓白术散之意，使脾升胃降，枢机运转正常，气血生化有源，则病邪可祛。

C. 活血化瘀。毛老认为，胃脘久痛不愈，必有瘀血阻滞脉络，用活血化瘀法。若血瘀症状明显，见胃脘痛有定处，痛时拒按，或如针刺，或如刀割等，毛老常用失笑散合金铃子散加减治之。血瘀症状不明显，则在其他组方中加入活血化瘀之品。毛老善用丹参，取其破宿瘀以生新血，功兼四物，既可活血又可养血；又喜用乳香、没药，认为乳香善通窍以理气，没药善化瘀以理血，两药合用，对胸腹诸痛有明显的理气活血、化瘀止痛之功。

D. 滋养胃阴。胃阴不足，其症多见胃脘隐隐灼痛，咽干口燥，嘈杂易饥或饥而不欲食，大便干燥，舌红少津，脉细。治以养阴益胃，常用沙参麦冬汤加减治疗。临证可配伍石斛、白芍、乌梅、麦芽、炙甘草取酸甘化阴之义。毛老认为，此法亦可治疗脾阴不足，症见纳食减少或食后腹胀，舌干少津，形瘦，甚或皮肤粗糙，倦怠乏力，大便秘结，脉软弱数。

E. 病案。胡某，女，33岁。近日因情志不遂，胃脘胀痛，痛引两胁，每因恼怒痛发尤甚，频频嗳气，舌红、苔黄，脉弦滑。证属木郁克土，胃失顺降。处方：柴胡、枳壳、赤芍、白芍、三棱、莪术、炒蒲黄、炒五灵脂各10 g，青皮、陈皮各6 g，黄连、吴茱萸各3 g。7剂，每日1剂，水煎分3次服。药后痛势已缓，但脘部仍胀闷不适。饮食不下，乃郁气未净，上方加砂仁3 g，乌药10 g，沉降下气，健脾和胃。7剂尽，痛胀递减。3个月后随访，胃痛未发。

(4) 朱建华教授经验：朱建华教授是北京中医药大学东直门医院消化内科主任医师、硕士研究生导师，从事中医内科消化专业临床及教学工作多年，学验俱丰。

朱建华主任治疗慢性胃炎，认为应从正邪两端入手，严格运用辨证分型，在经典方药的基础上灵活应变，有针对性地诊断治疗。

临床治疗慢性胃炎加减用药时应注意：一是注意"灵通"，二是注意"升降"，三是要在辨证用药的同时，注意结合辨病用药。因本病虽然重在于脾胃，而实与肝郁气滞血瘀有关。本病常见食后饱胀、嗳气、泛酸、胃痛等症状，若用药不注意轻灵流通，则可使症状加重。因此，虽见脾胃气虚而用党参、黄芪、白术、甘草之类以益气健脾，也须配以陈皮、半夏、木香之属以理气和胃；虽见胃阴亏虚而用石斛、麦冬、沙参等品以清养胃阴，亦当佐以川楝子、绿萼梅、佛手等药以疏肝醒胃。同时，在选择灵通药物中，要善于运用活血化瘀药，丹参、赤芍可以优先选用。莪术、红花亦有很好的化瘀止痛的效果。此外，由于脾气宜升，胃气宜降，若脾之清气不升，则见中满腹胀、泄泻；胃之浊气不降，则见呕吐、嗳气、泛酸。升提药与益气药同用，如升麻、柴胡、党参、黄芪、枳实等。枳实用于补气升清，可于参、芪、升、柴相配；用于破气降气，可与青皮、降香、厚朴、川楝子相配。和降药与泻肝药同用，如旋覆花、川楝子、左金丸等。偏寒者加生姜、紫苏；偏热者加竹茹、连翘。在提升或和降中，均可配伍白芍，柔养以制肝木之旺，有很好的缓急止痛作用。在辨证用药的同时，还必须注意辨病用药。本病常兼有肝失于疏泄，可以影响胃液的正常分泌。如胃酸过多，可选用煅瓦楞子、煅乌贼骨以制酸；胃酸过少或缺如，可选用山楂、乌梅、木瓜等以助酸。胆汁反流性胃炎，常因为肝失于疏泄，使胆汁的正常排泄受到障碍，导致胆汁郁遏而反流，可选用柴胡、郁金等疏利肝胆。慢性萎缩性胃炎，如经病理学检查，见肠上皮化生，可选用生薏苡仁、莪术等，以防恶变。一般认为莪术破血祛瘀作用较峻，其实药性平和，本品含芳香挥发油，能直接兴奋胃肠道，有很好的健胃作用，化瘀消瘀，止痛作用颇佳。在治疗慢性胃炎中，可以配合一些清热药，蒲公英最为适宜，清热而不甚苦寒，且有健胃作用。

除了必要的药物治疗，患者尚应遵医嘱改变饮食习惯，适度锻炼，劳逸结合，避免饮食过冷、过热、过硬，保持心情愉快。只要认真调养，正确用药，即能达到良好的治疗作用。

（5）龙祖宏教授经验：龙祖宏教授是云南中医学院第一附属医院消化内科主任医师、教授、国家级名老中医，从事中医内科脾胃肝胆病临床及教学工作50余年，学识渊博，临证经验丰富。1999年被遴选为全国第二批名老中医药专家之一，第二批、第三批国家中医药管理局"全国老中医药专家学术经验继承工作"导师，共带徒6人。他的肝病研究曾获得中医研究院和北京中医药管理局授予的"科技进步奖"。

龙老临证治疗胃脘痛时，强调因时因人辨证论治，同时又强调应重视肝肾之滋养，重视调畅气机，临床要注意维系先后天之平衡，调阴阳气血以达阴平阳秘；调脾胃气机的升降，以平为安。"内伤脾胃，百病乃生"，健脾和胃，调和升降为治疗脾胃病的基本大法，治本以调补脾胃，治标以通为要。在龙老学术思想的指导下，提炼出胃脘痛四大治法——"健脾提升、燥脾和胃、淡渗甘缓、疏利清凉"。针对脾胃湿热型患者，龙老采用调胃降逆汤加减治疗，获得92%的临床疗效，1997年10月至1999年10月曾经主持完成"调胃降逆汤治疗脾胃湿热证临床疗效研究"课题。

医案：患者高某，女，53岁，反复胃脘疼痛3年，再发加重1周。

现病史：患者自诉有"慢性浅表性胃炎"病史3年。经某医院胃镜诊断为"慢性非萎缩性胃炎"，予"泮托拉唑1粒，每日2次"。治疗后疼痛时作时止。1周前因饮食不慎，过食辛辣之品后胃脘疼痛再发加重，伴嗳气、反酸、口干苦，纳呆，自服泮托拉唑效果不明显，2012年9月12日为寻求中西医结合治疗到龙老处就诊。现症见胃脘灼痛，伴嗳气、反酸、口干苦、口黏，纳呆，大便黏滞不爽，尿黄。

既往史：有高血压病史5年，血压最高达150/90 mmHg，自服厄贝沙坦片，每天1次，每次1片，血压控制尚可。否认冠心病、糖尿病等既往病史，否认结核、伤寒等传染病史，否认中毒、输血、外伤、手术史，否认药物、食物过敏史。

查体：体温36.7 ℃，脉搏67次/分，呼吸19次/分，血压125/71 mmHg，一般情况可，神清、精神可，全身皮肤黏膜未见黄染，浅表淋巴结未触及，双瞳等大、等圆，对光反射存在，咽红，扁桃体不大，颈软，双肺呼吸音清，无明显干湿啰音，心率67次/分，律齐，无杂音，腹软，剑突下轻压痛，无反跳痛及肌紧张，肝未触及，肠鸣4次/分。生理反射存在，病理反射未引出，舌红苔黄腻，脉细滑。

门诊资料：腹部B超，肝胆胰脾未见异常。

诊断：胃脘痛（脾胃湿热）。

西医：①慢性非萎缩性胃炎；②高血压2级中危组。

中医治则：以健脾为主，兼清利湿热。

处方：龙祖宏教授自拟调胃降逆汤加减，党参30 g、白术15 g、茯苓15 g、香橼15 g、竹茹10 g、蒲公英30 g、白及30 g、天台乌药10 g、海螵蛸15 g、浙贝母15 g、桔梗10 g、炒枳壳15 g、砂仁6 g、鸡内金10 g、甘草6 g。7剂，水煎服。

煎服方法：以上中药头煎加水500 mL，水煎20 min，取汁150 mL；二煎加水400 mL，水煎20 min，取汁150 mL；三煎加水400 mL，水煎20 min，取汁150 mL。三次药汁混合，再煎10 min，分3次服。

第二周复诊，患者自诉服药后胃脘灼痛减轻，嗳气、反酸减轻，口干苦减轻，纳食改善，大便黏滞不爽，尿黄。舌偏红苔薄黄微腻，脉细滑。中药予守原方治疗，党参30 g、炒白术15 g、茯苓15 g、香橼15 g、竹茹5 g、蒲公英30 g、白及30 g、天台乌药10 g、海螵蛸15 g、浙贝母15 g、桔梗10 g、炒枳壳15 g、砂仁6 g、鸡内金10 g、甘草6 g。7剂内服。

9月26日患者复诊诉服药后胃脘灼痛缓解，偶有嗳气，无反酸，口干苦减轻，纳食可，二便调。舌淡红苔薄黄微腻，脉缓。

患者脾胃湿热之征已不明显，中药在原方基础上减少蒲公英半量，继续巩固治疗善后。中药处方如下：党参30 g、白术15 g、茯苓15 g、香橼15 g、竹茹10 g、蒲公英15 g、白及30 g、台乌10 g、海螵蛸15 g、浙贝母15 g、桔梗10 g、炒枳壳15 g、砂仁6 g、鸡内金10 g、甘草6 g。6剂内服。

六、西医治疗

（一）治疗原则

（1）消除和避免引起胃炎的有害因素，如戒除烟酒、避免服用对胃有刺激性的食物及药物等。

(2) 根除幽门螺杆菌。

(3) 胃黏膜保护药。

(4) 对症治疗。

(二) 常用方法

1. 药物治疗

(1) 抗酸剂：浅表性胃炎因促胃液素刺激后胃酸较高而得，为了减少氢离子弥散入有炎症的胃黏膜，可选用抗酸剂。

(2) 解痉剂：用于减轻痉挛性疼痛，但不可长期服用。

(3) 助消化药：重度食欲不振者可以选用。

(4) 补酸剂：用于萎缩性胃炎低酸或无酸者。

(5) 促胃排空剂：可减轻胃酸及胆盐对黏膜的侵袭。

(6) 抗生素：协同杀灭幽门螺杆菌。

2. 手术治疗

目前，多认为慢性萎缩性胃炎伴重度异型增生系癌前病变，有人主张应考虑手术治疗。

七、预防调护

饮食有节，防止暴饮暴食，宜进食易消化的食物，忌食生冷、粗硬、酸辣刺激性食物。特别是要注意腹部保暖，早饭不仅必须吃，而且最好是温热的。

根据不同证型进行辨证论治，积极进行饮食指导，注重为患者进行心理疏导，调畅情志，尽量避免烦恼、忧虑，保持乐观情绪。必要时请脑病科医生会同处理患者的焦虑、抑郁状态。

八、疗效判定标准

为增加中西医同行认同性，便于国内外交流，目前以主要症状疗效评价、证候疗效评定、胃黏膜组织学评价、生活质量评价等标准进行判断。临床研究可以采用主要症状疗效评价、证候疗效评定、胃黏膜组织学评价；科学研究则需要采取综合判断标准。

(一) 胃黏膜组织学疗效评定

(1) 临床痊愈：活检组织病理证实胃镜所见，腺体萎缩、肠化和异型增生消退或消失。

(2) 显效：活检组织病理证实胃镜所见，腺体萎缩、肠化和异型增生恢复或减轻达两个级度以上。

(3) 有效：活检组织病理证实胃镜所见，急性、慢性炎症减轻一个级别以上。

(4) 无效：未达到有效标准。

(二) 生活质量评价

中医药治疗慢性胃炎可以改善患者的生活质量，目前国内采用汉化版 SF-36 健康调查量表进行评价较普遍,但缺乏中医特色;PRO 是近些年来国外在健康相关的生存质量之上发展起来的评价指标。PRO 量表,即患者报告结局指标的测评量表。在慢性病领域中,从患者报告结局指标的角度入手,以量表作为工具来评价中医临床疗效,已经逐渐被认可。借鉴量表的制作原则和方法,研制具有中医特色的脾胃系疾病 PRO 量表,对慢性胃炎的疗效评价有借鉴意义。

九、预后及随访

胃脘痛（慢性胃炎）绝大多数预后良好,经过积极治疗可以好转或痊愈。但部分患者随着病变的发展可发生萎缩性胃炎或肠上皮化生与异型增生,严重的病变可发展为胃癌。本病应该得到重视,不伴有肠化生和异型增生的萎缩性胃炎患者可每 1~2 年行内镜和病理随访 1 次;活检有中重度萎缩或伴有肠化生的萎缩性胃炎患者每 1 年左右随访 1 次;伴有轻度异型增生并剔除取于癌旁或明显局部病灶者,根据内镜检查和临床情况缩短至每 6 个月左右随访 1 次;重度异型增生患者须立即复查胃镜和病理,必要时行手术治疗或内镜下局部治疗。

附：消化性溃疡的治疗

（一）中医辨证

消化性溃疡因为临床常常表现为胃脘疼痛,故一并归入"胃脘痛"一节进行补充阐述。本病的辨证论治应分清标本,一般来说新病者多实证、热证,久病者多虚证、寒证,更久则有血瘀或出现虚实夹杂证。应根据疼痛的部位、与饮食关系,结合其他见症辨别虚实、寒热及气血调畅与否的不同进行治疗。临证时溃疡病可分为肝胃气滞型、脾胃虚寒型、胃阴不足型、脾虚血瘀型等中医证候,参照前诉之胃脘痛（慢性胃炎）相关章节进行辨证论治。临证治疗时常用疏肝和胃法、健脾益气法、温中散寒法、滋阴养胃法及标本同治的原则,应注意从胃、从肝或肝胃同治,且常根据其他脏腑阴阳偏衰的不同,分别加用补肾、泄胃热、活血化瘀、补气化瘀药物治疗,以达最佳效果。

中医辨证分型论治,具体内容如下。

1. 肝胃气滞型

主证：胃脘部胀痛或隐痛,痛时窜至胸胁或后背,多有嗳气、泛酸、饮食减少,遇情志不舒时加重,舌苔薄白或薄黄,脉沉弦。

辨证：精神抑郁,情志不畅,肝木克伐脾土,导致肝气郁结,横逆脾胃,故胃脘部胀痛或隐痛；肝气不舒,气机不畅,则痛时窜到胸胁或背部；胃气上逆,则嗳气泛酸；脾胃纳化失司,则饮食减少；舌脉之象为肝胃不和之征。

治则：疏肝和胃,理气止痛。

处方：柴胡疏肝散化裁。

柴胡 10 g、枳壳 9 g、香附 6 g、川楝子 9 g、芍药 10 g、炙甘草 6 g。

随证加减用药：疼痛甚者,加元胡 10 g、乌药 10 g；吐酸甚者,加乌贼骨 15 g、瓦楞子 10 g；胀甚者,加陈皮 10 g、广木香 10 g、砂仁 9 g；食滞嗳气者,加麦芽 20 g、神曲 20 g、莱菔子 20 g；恶心反胃者,加半夏 10 g、生姜 9 g、代赭石 20 g。

2. 脾胃虚寒型

主证：胃脘隐痛，空腹为甚，得食则缓，喜暖、喜按、喜热饮食，泛吐清水，四肢不温，神疲乏力，大便溏薄，舌质淡，苔白润，脉细或沉迟无力。

辨证：脾胃虚弱，故胃脘隐痛绵绵，疼痛以空腹为甚，得食则缓；寒者得温易散，虚者得按则舒，故喜暖、喜按、喜热饮食；脾主四肢，主运化，阳虚则四肢不温、神疲乏力、泛吐清水、大便溏薄；舌质淡、苔白润、脉细或沉迟无力，为脾胃虚寒之象。

治则：温中健脾。

处方：黄芪建中汤加减。

黄芪20 g、桂枝9 g、白芍15 g、炙甘草9 g、干姜6 g、木香6 g、大枣3枚。

随证加减用药：泛酸者，加煅瓦楞、煅牡蛎、海螵蛸；泛吐清水较多者，加半夏、陈皮、茯苓；痛发作时合良附丸（良姜、香附）；呕吐者，加吴茱萸等；中气下陷者，加升麻、柴胡、枳壳；吐血便血者，加加地榆炭、乌贼骨、白及、赤石脂、生三七粉。

3. 胃阴不足型

主证：胃脘隐痛或灼痛，或伴嘈杂，或饥而不欲食，似烦不眠、口干唇燥、大便干结、舌红少苔、无苔或则少津，脉细数。

辨证：胃阴不足，胃失濡养，故胃隐痛或灼痛；虚热内扰，故胃脘嘈杂；胃失津润，则不欲饮食；阴虚内热，则心烦不眠；津亏液少，则口干唇燥、大便干结；舌红少苔、无苔或少津，脉细数，为阴虚内热之象。

治则：养阴益胃。

处方：麦冬汤或益胃汤加减。

麦冬15 g、玉竹15 g、石斛10 g、南沙参15 g、北沙参20 g、粳米15 g、甘草5 g、大枣3枚。

随证加减用药：口干舌燥、胃脘嘈杂、胃酸缺乏者，加乌梅、山楂，以酸甘化阴；胃脘痛、胀较甚者，酌加川朴花、佛手花、玫瑰花等理气而不伤阴之品；大便干结者，加火麻仁、瓜蒌仁以润肠通便。

4. 脾虚血瘀型

主证：胃脘刺痛，痛处固定，食后加重，拒按，或见呕血，舌质紫暗，或有瘀斑，脉弦或涩。实证出血，来势急，舌质红，舌苔黄，脉弦数有力，或弦细无力；虚证出血，来势较缓，面色苍白，舌暗淡，脉细弱。

辨证：胃脘痛日久不愈，久病多瘀，瘀血阻络，气血运动不畅，故胃脘痛较剧，刺痛，或呈刀割样疼痛。瘀血有形，故痛有定处而拒按，食与瘀并，故食后疼痛尤甚；久病入络，络脉受损，故见呕血、便血；实证多与热证并存，热迫血行，故实证出血急；虚证多与寒证参见，故虚证出血缓。舌质紫暗，或有瘀斑，脉涩，为瘀血阻络、血行不畅之症。

治则：化瘀通络，理气止痛。

处方：丹参饮合失笑散加减。

丹参15 g、檀香9 g、砂仁6 g、生蒲黄9 g、五灵脂12 g（包）、元胡9 g、赤芍12 g、白芍12 g、当归9 g、木香9 g、甘草6 g。

若呕血、便血，宜辨寒热而治之。呕血鲜红，舌红苔黄，脉弦数者，属气郁化火，火邪犯胃，迫血妄行，用泻心汤加味，以清火凉血止血；若大便色黑，面色萎黄，四肢不温，舌淡脉细无力者，属脾胃虚寒，脾不统血，当选用黄土汤加泡姜炭、地榆岩、乌贼骨以温阳健脾止血。若出血量大者，应中西医结合救治，必要时外科治疗。

消化性溃疡，属中医学"胃脘痛"范畴，主要因胃失和降、"不通则痛"所致。病位在胃，但与肝、脾两脏密切相关。肝气易犯胃克脾，脾胃可互相累及。临床上肝多实，脾多虚，胃多气滞血瘀。处方用药时要根据肝、脾、胃之病机特点灵活施治。肝气犯胃者，应掌握"治肝可以安胃""忌刚用柔"的原则，做到疏肝不忘和胃，理气慎防伤阴。脾胃虚寒者，温中健脾，应注意不宜过用久用辛香温燥之品。"酸甘化阴"法为治疗胃阴不足之大要，不可疏忽。无论是哪型胃脘痛之消化性溃疡，久之，皆可入络，形成瘀血阻络，故久病之溃疡病，化瘀通络，理气止痛不可忘记。

此外，还应重视饮食调摄，保持乐观，适当体育锻炼，或选用治疗消化性溃疡的西药治疗。

单方验方：①溃疡片（海螵蛸、元胡、枯矾、天仙子、白及、乌药），每次8片，每日3次；②乌贝散（乌贼散85%、浙贝母15%），共研为末，每次9～15 g，每日3次；③干姜9 g、白豆蔻6 g，水煎服。

（二）胃肠溃疡病穿孔的治疗

1. 治疗原则

该病以禁食、早期手术、抗休克、抗感染等为治疗原则。

（1）禁食：一经确认为溃疡病急性穿孔，即禁任何饮食，包括各种药品，目的是尽量减少胃内容物及胃酸分泌。

（2）止痛：由于溃疡穿孔的疼痛剧烈难忍，有些患者可因疼痛而休克，故一旦明确诊断即可注射哌替啶等止痛针剂，解除患者痛苦。

（3）胃肠减压：及早放置胃管，抽吸胃内容物，减轻胃肠压力，防止外溢腹腔继续污染。

（4）静脉输液：可根据患者呕吐轻重、尿量多少、体温变化、胃肠减压量及血压改变情况等，及时补充调整输液量和电解质，并加强营养等支持治疗。

（5）抗感染：多采用抗菌能力强且抗菌谱广的抗生素，如头孢菌素类、氨苄西林等。

（6）手术或非手术疗法：医生可根据患者具体情况及其病情发展决定是否采用手术治疗。

溃疡穿孔时应以手术治疗为主，应在发病6～12 h内施行紧急手术治疗。手术时机非常重要，如穿孔时间超过24 h，虽予手术治疗，死亡率亦大增；即使幸存，也易引起腹腔内脓肿或广泛粘连。因此，早期诊断、及时处理非常重要。手术应以方法简单、时间短、解决主要问题为原则，可结合患者病史长短、溃疡症状轻重、腹腔污染情况及有无其他并发症来决定是做单纯的修补还是胃次全切除术。复杂的穿孔，如患者条件允许可争取做胃次全切除术。

2. 手术指征

（1）年龄在45岁以上、溃疡病史5年以上者。

（2）有出血史或再次穿孔者。

（3）饱餐后发生的穿孔。

（4）穿孔后就诊不及时者。

（5）一般情况差，血压、脉搏不稳定或有休克及明显中毒症状者。

（6）合并有出血或幽门梗阻者。

（7）经非手术疗法效果不佳或病情更趋恶化者。

（三）溃疡病大出血治疗

1. 治疗原则

该病应积极进行内科保守治疗，内科保守治疗无效时即考虑外科手术治疗。

（1）患者绝对卧床休息，尽量解除其顾虑和紧张情绪，与抢救无关的检查，均应延缓进行。注意保暖，必要时可采取头低位，以增加脑的血液供应。有焦虑或烦躁不发时，可肌内注射镇静剂。

（2）密切观察病情，注意血压、脉搏、呼吸、体温、小便量及一般情况。出血较多的患者，每0.5～1 h测量血压1次，每4～6 h查红细胞、血红蛋白。

（3）血压偏低或休克时应予吸氧。

（4）出血期间一般不宜禁食，因食物可抑制胃的饥饿收缩使血液凝固，其次可中和胃酸，供给营养。应给予少量多次流质饮食，如牛奶、豆浆、蛋汤、肉汤等。如有恶心、呕吐可暂停饮食，待呕吐停止，即可恢复饮食。

（5）及时补充血容量，防止休克。输血的指征为：①收缩压低于12 kPa（90 mmHg）；②脉搏120次/分以上；③血色素7 g以下；④有休克体征。出血量在300 mL以下时机体可自身代偿，一般不必输血和输液；出血量在300～600 mL时，通过输液可以纠正血压，可以不输血；出血量在600 mL以上要尽快补充血容量。符合以上输血指征，输血宜早不宜迟。输血量可根据具体情况而定，每次输血300～400 mL，如血色素无回升，可再次输血。输血既可纠正休克，提高血色素，还有止血作用。

（6）及时应用止血疗法。止血措施除开输血外，还有应用止血药。常用的各种止血药有维生素K_1、酚磺乙胺、氨甲苯酸等，也可用西咪替丁、雷尼替丁、法莫替丁、奥美拉唑等抑制胃酸针剂止血，口服凝血酶或注射凝血酶原复合物止血等，亦可口服云南白药等中药止血，还可采用冰盐水洗胃等措施。

（7）在治疗溃疡病大出血过程中，必须注意检查和处理酸中毒及水电解质紊乱。大出血后，血钾、血钠丢失易引起电解质紊乱，同时也容易引起酸中毒。因此要注意及时补充和纠正。

（8）防止急性肾衰竭，保护心、脑、肾重要脏器的功能。大出血后血压下降，甚至休克，若未及时纠正，可影响心、脑、肾功能，如长时间休克可出现无尿，甚至出现肾衰竭。此时应在积极补液的基础上静脉滴注20%甘露醇100 mL，以达到每小时尿量不少于30 mL。

（9）积极治疗溃疡病，以预防为主。

（10）若内科保守治疗不能控制出血者，应考虑进行外科手术治疗。

溃疡病大出血一般先采用内科保守治疗，90%以上的患者经过合理的内科治疗可以达到止血目的。但仍有5%～10%的患者经内科治疗未能获得满意止血效果，应考虑外科手术治疗。溃疡病并发大出血的手术指征，应根据患者的年龄、全身状况、病史、溃疡和出血部位、临床表现及其他具体情况综合分析，及时判断。

2. 手术指征

（1）出血量大。一次出血量在1 000～1 500 mL以上，且仍出血不止者，或大出血，短期内出现休克，12 h内输血800～1 000 mL后血压仍不稳者。

（2）有多次出血史，在保守治疗期间又发生出血者。

（3）大量呕血及持续黑便，发生休克者。

（4）年老患者出血不止，且伴有动脉硬化，血管收缩不良，止血效果不理想者。

（5）合并幽门梗阻者。

（6）疑为动脉溃破出血者。

（7）胃镜检查发现溃疡基底有暴露血管者。

（8）可疑癌变出血者。

（四）溃疡病复发的预防

（1）保持良好的心理状态，建立良好的生活习惯，戒除不良的嗜好。

（2）做好饮食调节：消化性溃疡患者溃疡愈合后，还应定时定量进餐，食营养丰富、易于消化的食物，不宜进食刺激性食物和酸性食物，避免使用对胃有损害的药物。

（3）一定要坚持有规律的治疗：溃疡病是一种慢性病，应进行充分的、有规律的、长疗程的治疗，才能有效地降低复发率，应根据患者实际情况，合理选择抗溃疡病药物，充足剂量、不间断地进行1年以上服药治疗，才能有效控制复发。

（4）应积极治疗胃、十二指肠炎症，积极防治慢性肝炎、贫血等疾病。

（5）必须进行药物预防，定期服用维生素A、维生素C、维生素E等药物，促进上皮细胞及结缔组织的修复，增加机体抗病能力。

近代研究认为，溃疡病主要是胃酸、胃蛋白酶侵袭球部黏膜，前者攻击力超过后者防御力所致。现代溃疡病治疗的策略已着眼于减少胃酸分泌和提高黏膜抵御侵袭能力两个方面。有关医学专家认为，对幽门螺杆菌阳性的球部溃疡患者可用H_2受体拮抗剂合并抗菌药（如庆大霉素口服片、麦滋林-S颗粒、胶体铋剂）；对幽门螺杆菌阴性的球部溃疡患者可用H_2受体阻滞剂合并黏膜保护剂（如硫糖铝等）治疗。对难治性十二指肠溃疡可采用奥美拉唑治疗4～6周。以上联合用药对降低球部溃疡的复发率大有裨益。

溃疡愈合后,为预防复发可采用长程半量H_2受体拮抗剂每晚服用,需服用6个月至1年甚至更长些时间。这种维持量疗法适用于慢性溃疡有出血史、经常复发(每年发作2次以上)的老年患者。对于近3年内经胃镜诊断为溃疡病,每年至少有1次急性发作的18～60岁十二指肠球部溃疡患者,可采用短程住院治疗后再进行症状控制疗法。

第二节　功能性消化不良

一、概述

功能性消化不良(胃痞)指胃脘部痞闷胀满不舒的一种自觉症状,触之无形,按之柔软,压之无痛,又称为痞、痞满、满、痞塞,是脾胃肠疾病中的常见病症。现代医学的慢性胃炎(浅表性、萎缩性)、功能性消化不良、胃肠神经症、胃下垂等疾病,以胃脘痞满闷胀为主要表现时,参照胃痞辨证论治。

该病起病缓,早期症状轻,间歇性加重,易反复发作。历代医家论述由外邪内陷、饮食不化、情志失调、脾胃虚弱所导致中焦气机输转不利,气机滞塞,升降失常,表现胃脘痞满闷胀,而脾胃虚弱是基本病机。近代医家大多认为,痞满与外感邪气、饮食内伤、脏腑功能失调、情志失和密切相关,尤其情志因素是导致胃痞发生发展的重要因素,近年来受到广泛的关注。另外,近年对幽门螺杆菌的深入研究,拓展了中医学"邪气"的范畴,中医辨病辨证结合,清热解毒、健脾益气、疏肝理气、活血化瘀,扶正祛邪,增强自身免疫力、抗病力,清除或根治幽门螺杆菌,治疗效果较好。

二、病因病机

胃痞发病原因可有感受外邪、食滞中焦、痰湿阻滞、情志失调。脾胃同居中焦,表里相互络属,脾主升清,胃主降浊,清升浊降,中焦气机条畅,若感邪或脾胃虚弱,健运失职,气机升降失调、气机滞塞中焦而发为痞满。肝主疏泄,中焦气机升降有赖于肝气条达,肝气郁滞,克犯脾胃,也可导致痞满。该病病位在胃脘,涉及肝脾。感受外邪:风寒暑湿之邪或秽浊之气袭表,治不得法,滥用攻里泻下,伤及胃腑,外邪内陷,结于心下胃脘,中焦气机阻塞,升降失常,发为胃痞;食滞中焦:暴饮暴食,或嗜食生冷肥甘,或食谷不化,阻滞胃脘,痞塞不通发为痞满;痰湿阻滞:脾胃健运失调,酿生痰浊,痰气交阻,中焦气机阻塞,升降失常,发为胃痞;情志失调:忧思恼怒,五志过激,气机逆乱,升降失职,肝气横逆犯脾,肝脾不和,气机郁滞,发为痞满;禀赋不足,脾胃虚弱:素体脾胃虚弱,中气不足,或饮食不节,损伤脾胃,脾失健运,气机不利发为痞满。临床有实痞与虚痞之分。

(一)实证

症见胃脘痞满、病势急迫、按之满甚、食后加重。兼见咽干口苦、渴喜冷饮、身热汗出、大便干结、小便短赤、舌红、苔黄、脉滑数,属邪热内陷;伴见恶心呕吐、嗳腐吞酸、厌食、大便不调、舌淡、苔白腻,属饮食停滞;若胸膈满闷、头重身体困倦、头晕目眩、咳嗽痰多、恶心呕吐、不思饮食、口淡不渴、小便不利、舌质淡胖、苔白腻、脉沉滑,属痰湿内阻;兼胁肋胀满、心烦易怒、喜叹息、情绪不调加重、舌质淡红、苔薄白、脉弦,属肝郁气滞。

(二)虚证

症见胃脘痞满闷胀,病势缓,或时缓时急,喜温喜按,不欲进食。多见乏力纳差、便溏。如胃脘冷甚、手足不温,属脾阳不振。

三、辨病

(一)症状

该病常以自觉胃脘部痞满不舒、闷塞不痛为主要症状,触之无形,按之柔软,压之无痛,望无胀大,伴胸膈满闷,得食则胀、嗳气则舒。

(二)体征

患者大多无明显体征。

(三)辅助检查

1. 实验室检查

(1) 大便常规加潜血:正常。

(2) 幽门螺杆菌检测:阴性或阳性,包括^{13}C、^{14}C呼气试验,幽门螺杆菌抗原抗体检测,尿素酶检测,病理活检,细菌培养,粪便幽门螺杆菌检测。

(3) 血液分析:正常或轻度贫血。

(4) 大便常规:正常或偶有隐血试验阳性。隐血试验阳性时排除肉、血及富含铁饮食导致的误诊。

(5) 肝、肾功能:正常。

(6) 胃液、胃动力:正常。

2. 影像学检查

(1) 电子胃镜及活组织病理检查:浅表性胃炎胃黏膜表面呈红白相间或花斑状改变,有时见散在糜烂,常有灰白色或黄白色渗出物,也可呈局限性充血、水肿,或见糜烂。萎缩性胃炎的黏膜多呈苍白或灰白色,皱襞变细或平坦,黏膜变薄使黏膜下血管透见呈紫蓝色,病变可弥漫或主要局限在胃窦部。未见溃疡及肿物。

(2) X射线上消化道钡餐:大多数慢性胃炎无异常发现。通过气钡双重造影可显示黏膜相,胃黏膜萎缩可见胃皱襞相对平坦、减少。窦黏膜呈钝锯齿状及胃窦部痉挛,多为胃窦胃炎。

(3) 腹部B超:肝、胆、胰、脾未见异常。

四、类病鉴别

(一) 中医类病鉴别

1. 胃脘痛

两者病变部位相同,均在胃脘部。胃脘痛以疼痛为主症,兼有胀满;胃痞以满闷为主症,时有隐痛。胃痛,胃脘部有压痛,胀较甚;胃痞,胃脘部无压痛,而以痞闷胀满不舒的自觉症状为主。胃痛起病急,胃痞起病缓。在胃病的发生、发展过程中,胃痛及胃痞在某一阶段表现程度不一,或以胃痛为主,或胃痞较为明显,须依据症候鉴别辨证。

2. 臌胀

臌胀与胃痞均有腹部胀满之候,但两者病位不一样,胃痞病位在胃脘,臌胀病位在大腹;臌胀外形腹部胀大如鼓,皮色苍黄,脉络暴露,而胃痞腹部外形无异常;臌胀按之胀急,久病腹部可有癥积,胃痞无胀急,触之无有形积块。

3. 胸痹心痛

两者症状时有互见,胸痹时伴有脘腹不舒,胃痞也常兼见胸膈不适。胸痹以当胸闷痛、气短如窒为特征,疼痛可牵及左臂,起病急骤,为心脉痹阻、心失所养所致;胃痞为胃脘痞塞、满闷不痛,起病缓,为脾胃虚弱,健运失职,气机升降失调,气机滞塞中焦所致。两者应审慎鉴别。

(二) 西医类病鉴别

1. 慢性胃、十二指肠溃疡

早期常有慢性无规律性上腹不适,痞满,伴见嗳气、矢气,随病程延长出现典型的上消化道溃疡,多有长期、慢性、周期性、节律性上腹痛(胃溃疡疼痛多在中上腹偏左,十二指肠溃疡疼痛部位多位于右上腹,当溃疡位于后壁时,可表现为背部痛),与饮食密切相关(胃溃疡表现为进食—疼痛—缓解,十二指肠溃疡表现为疼痛—进食—缓解),疼痛可为灼痛、胀痛、冷痛,或刺痛,反酸吐清水,恶心呕吐,嗳气呃逆,伴腹泻或便秘。疼痛程度轻重不一,如饮食较少患者可有消瘦及贫血。钡餐 X 射线检查可见胃、十二指肠球龛影,胃镜检查示有部位及程度不一的溃疡,两者是临床主要的诊断和鉴别手段。

2. 胃癌

一些胃癌在早期,腹部痞满不适,饮食较少,消瘦,胃镜检查黏膜形态不典型,或可酷似良性溃疡,甚至治疗后可暂愈合(假愈),多为老年患者,伴消瘦、便血者要反复追踪复查。

3. 胆囊炎及胆石症

本病以中年女性较多见,胃脘腹部痞满,食欲下降,进食油腻或饮酒甚至引起慢性、复发性右上腹疼痛,如有典型胆绞痛,墨菲征(Murphy sign)呈阳性,有时伴见呕吐、发热、黄疸。胆囊造影、腹部 B 超、内镜逆行胆胰管造影、MRI、腹部 CT 检查均可确诊。

五、治疗

（一）论治原则

根据本病病因及病机，论治原则为"实则泻之，虚则补之"。实证给予泻热、消食、化痰、理气；虚证给予温补脾胃，辅以通导行气之品调畅中焦气机。

（二）分证论治

1. 邪热内陷

胃脘痞满，病势急迫，按之满甚，食后加重，舌淡，苔白腻，脉弦。

治法：泻热消痞，和胃开结。

主方：大黄黄连泻心汤加减。

药物：大黄、黄连、枳实、木香、炒厚朴。

2. 饮食停滞

胃脘满闷，伴见恶心呕吐，嗳腐吞酸，厌食，大便不调，舌淡，苔白腻。

治法：消食和胃，行气消痞。

主方：保和丸加减。

药物：焦山楂、神曲、炒莱菔子、茯苓、半夏、陈皮、连翘。胀满加枳实、厚朴；大便干结加玄明粉、大黄、槟榔；舌苔白腻加用炒苍术；脾虚便溏加黄芪、炒白术。

3. 痰湿内滞

胃脘痞满，食后加重，反酸咳吐，食少纳呆，大便干稀不调，舌淡，苔白腻，脉弦滑。

治法：化痰除湿，理气宽中。

主方：二陈汤或三仁汤。

药物：半夏、炒苍术、茯苓、陈皮、炒厚朴、桔梗、枳实。有暑湿加滑石（包煎）、木通、薏苡仁、白豆蔻、杏仁、淡竹叶。

4. 肝郁气滞

胃脘痞满，咽干口苦，心烦易怒，大便干结，小便短赤，舌红苔白或黄腻，脉滑数。

治法：疏肝解郁，行气消痞。

主方：柴胡疏肝散或越鞠丸。

药物：柴胡、枳壳、白芍、川芎、炙香附、陈皮、甘草。郁而化热加黄连、吴茱萸、栀子。

5. 脾胃虚弱

治法：益气健脾养胃。

主方：补中益气汤。

药物：人参、黄芪、炒白术、当归、陈皮、炙升麻、柴胡。腹冷喜温喜按、手足不温，加附子、干姜，或用理中汤、大建中汤温中补虚。

(三) 中医特色治疗

1. 中成药

(1) 邪热内陷：雪胆素胶囊、三九胃泰颗粒、肠胃舒胶囊。

(2) 饮食停滞：保和丸、克痢痧胶囊、气滞胃痛颗粒、胆胃康胶囊。

(3) 痰湿内滞：香砂平胃颗粒、延胡胃安胶囊。

(4) 肝郁气滞：舒肝片、气滞胃痛颗粒、逍遥丸、胆胃康胶囊等。

(5) 脾胃虚弱：温胃舒、养胃舒、胃康胶囊、健胃消食片、香砂养胃丸。

2. 其他中医综合疗法

(1) 针灸治疗：是古老中医传统外治方法之一，安全、方便、经济、实用，与内服中药相辅相成。体针取穴中脘、内关、胃俞、足三里；寒湿加下脘、天枢、公孙、三阴交；湿热加合谷、至阴、承山；肝胃不和加肝俞、太冲；脾胃虚弱加脾俞、气海；虚证用补法，其余证型用平补平泻，每日或隔日1次，10次一疗程。

(2) 穴位贴敷：用专用穴位贴贴敷于关元、足三里、神阙、上脘、中脘、下脘等穴，消胀除满，对改善胃肠功能有较好的辅助治疗作用。

(3) 腹部湿热敷：针对虚证、寒证具有温胃助运、理气止痛功效。

(4) 耳穴：取穴脾、胃肠、内分泌、交感。

3. 药膳疗法

(1) 甜橙皮30 g切丝，山药200 g切片，加水文火共煮成粥，加入饴糖，空腹食用，治疗胃痞腹胀纳呆。

(2) 莱菔子15 g洗净加水300 mL，煎煮0.5 h，取汁与粳米100 g同煮成粥，分次服食，调治慢性胃炎腹胀、饮食停滞。

(3) 猪肚1具，洗净与黄豆100 g，加水500 mL，先武火煮沸，改用文火煮至酥烂，加盐调味，分次食用，治疗胃痞脾胃虚弱，脾胃虚寒加生姜、胡椒同煮。

(4) 佛手、元胡各6～10 g，煎水代茶饮，治疗肝胃气滞胃痞。

4. 名老中医经验方

(1) 董建华教授经验："通降论"。

董老认为急慢性胃炎病位在胃，属六腑之一，主受纳，腐熟水谷，化而不藏，以通为用，以降为顺。胃气润降，方能胃和。降则生化有源，出入有序，不降则气机壅滞，化生无由，胃病乃生。通降是治疗的总原则，包括调畅气血，导引食浊，通滞化瘀，补虚扶正。常用药物：①理气活血通降，苏梗、香附、陈皮、枳壳、元胡、炙乳香、炙没药、大腹皮、香橼、佛手、川楝子、蒲黄、刺猬皮、九香虫、桃仁、红花、丹参；②清热化湿，黄芩、山栀子、黄连、厚朴、荷梗、滑石、藿香、佩兰、清半夏、茯苓；③疏肝解郁，川楝子、元胡、八月札、柴胡、香附、绿萼梅；④养阴益胃，北沙参、麦冬、石斛、乌梅、白芍、芦根、甘草。常用药对：枳壳与大腹皮行气消胀，利水消肿；香橼与佛手疏肝理气，和胃止痛；苏梗与藿香行气止痛，消胀除满；枳实与瓜蒌破气消积，宽胸散结，润肠通便；刺猬皮与九香虫祛瘀血、通滞气，止血止痛；酒军与槟榔疏导化滞；黄连与吴茱萸清肝和胃，制酸降逆；山栀子与黄芩清热解毒，泻火凉血。

常用方剂：①胃苏饮，苏梗、香附、陈皮、枳壳、大腹皮、香橼、佛手、砂仁、鸡内金。本方用于情志不遂，胃气壅滞，以胀为主之胃痛。②加味鸡内金散，鸡内金、香橼、砂仁、沉香、莱菔子、枳壳、全瓜蒌、大腹皮。本方用于胃病初起、饮食不节所致消化不良。③猬皮香虫汤，炙刺猬皮、炒九香虫、炒五灵脂、元胡、川楝子、炙乳香、制没药、香橼、佛手、香附。本方用于血瘀入络，胃脘刺痛，呕血、便血。④黄芪建中汤，黄芪、桂枝、白芍、炙甘草、高良姜、大枣、元胡、川楝子、香附、饴糖。本方用于脾胃虚寒型胃痛。⑤金延香附汤，川楝子、元胡、香附、香橼、佛手、陈皮、枳壳、大腹皮、煅瓦楞子、炒栀子。本方用于胃脘胀痛、刺痛，痛有定处之气血瘀阻型胃痛。⑥加减益胃汤，北沙参、麦冬、石斛、丹参、白芍、香附、川楝子、甘草。本方用于胃脘隐痛，灼热心烦、口燥咽干之阴虚内热之胃痛。

（2）李乾构教授经验：李老认为胃痛的根本原因是在脾气虚弱的基础上受邪，治疗首先固本，固本首先健脾，故应补气健脾、和胃降逆，善用四君子汤、六君子汤。常用方药为四君子汤加减。四君子汤中用党参 10～30 g，以健脾益气；若元气大亏，用红参 10～15 g，另煎兑入，大补元气；难辨寒热，改用太子参 20～30 g，气阴双补；口干舌燥，改用北沙参 20 g；大便干结改用玄参 30 g，养阴，直折上炎之虚火。白术视病情而用，大便干用生白术，大便软用炒白术，大便溏用焦白术，大便稀溏频数用苍术，萎缩性胃炎用莪术。茯苓用量 15～20 g，伴水肿用茯苓皮，兼失眠用茯神，口舌生疮用土茯苓。甘草调和诸药，一般用 5 g 左右，伴恶心呕吐宜减量用，大便干或脾虚用蜜炙甘草，肠胃湿热，舌苔黄腻用六一散加丹参活血化瘀。

临证加减：食欲不振，为脾胃气虚，加木香、砂仁、鸡内金、炒三仙；胃痛怕冷，为脾胃虚寒，加桂枝、炒白芍、干姜、炮附子；胃部重坠，为中气下陷，加黄芪、升麻、柴胡、枳壳；头晕眼花，为气血两虚，加当归、川芎、白芍、熟地；失眠多梦，为心脾两虚，加当归、酸枣仁、夜交藤、五味子；两胁胀痛，为肝脾失调，加柴胡、白芍、郁金、枳壳。

（3）朱良春教授经验：朱良春教授擅长内科疑难杂病的治疗，尤其对萎缩性胃炎的治疗。朱老认为慢性萎缩性胃炎是一种慢性消耗性疾病，该病病程缠绵，不易速愈。慢性萎缩性胃炎经治疗而好转的进程，是呈逆转方向而变的，即重度转为轻度，转度浅表萎缩，继而转为重度浅表性胃炎，再转为轻度浅表性胃炎，直至康复。

这个过程较长，宜守方久服，重视饮食宜忌：①宜食用大米饭、小米饭、玉米面、面条、面包、不加碱的面食品；②非虚寒型宜食用黑木耳、土豆、西红柿、青菜、藕、萝卜、冬瓜、黄瓜、丝瓜、洋葱、芹菜、绿豆芽、豆豉；③可食肉蛋鱼类，如猪羊牛肉、鸭肉、鸭蛋和有鳞鱼、鸡胗；④忌食油炸食物、菠菜、紫菜、海带、酸咸菜、韭菜、青椒、辣椒、大蒜、黄豆芽、豆腐，更忌烟、酒、茶及各种饮料、液体类滋补品，少食水果；⑤忌食虾蟹、无鳞鱼、驴肉、马肉、狗肉、鸡肉、蛇肉、猪头肉及其熏烤腌制品。

在辨证拟方基础上结合病理检查诊断加减用药：①肠上皮化生或不典型增生者，均应加刺猬皮、炮山甲、蛇舌草、半枝莲，以软坚散结，潜消息肉，化瘀行滞，清热解毒。②疼痛甚者加用活血化瘀、散结止痛之失笑散止痛，改善循环、调节代谢和营养神经血管，促进肠化和增生性病变的转换及吸收。③善用三七祛瘀生新，散结止痛。三七还能减少毛细血管的通透性，抑制炎症渗出，促进组织创面修复。

(4) 张声生教授经验：张声生教授擅长溃疡性结肠炎、慢性萎缩性胃炎、功能性消化不良等病的中西医结合治疗。以张声生教授为主的全国脾胃病分会提出的慢性浅表性胃炎→胃黏膜萎缩→肠上皮化生→异型增生→胃癌的发病模式目前已得到现代医学的广泛认可。

专家共识认为，脾胃虚弱在胃黏膜病变发生、发展至癌前病变过程中起着重要作用，也是萎缩性胃炎及胃癌前病变发生、发展的病机本质。健脾益气法提高胃壁屏障防御机能，逆转黏膜的萎缩、轻中度肠化生与异型增生，常选用四君子汤、参苓白术散等加减。病变发展早期阶段，湿热邪毒起着重要的作用，邪实为主，幽门螺杆菌致病也属于中医的"湿热毒邪"，连朴饮、三仁汤清热解毒。清热解毒中药如蒲公英、栀子、连翘、半边莲、半枝莲、白花蛇舌草、败酱草等有抗炎和抑杀幽门螺杆菌的作用。瘀血阻络是慢性萎缩性胃炎及胃癌前病变的中心病理环节，贯穿疾病始终，久病入络成瘀。

张声生教授喜用桃红四物汤、血府逐瘀汤活血化瘀，改善胃黏膜血流、组织缺氧，提高局部的免疫能力，有一定的抗癌变作用，有利于萎缩腺体逆转和肠化生的消除。养血活血用当归、山楂、丹参、鸡血藤；活血祛瘀用三七粉、蒲黄、五灵脂、川芎、元胡、郁金、红花、茜草、泽兰；破瘀活血用三棱、莪术。活血通络用地龙、木瓜、丝瓜络事半功倍。

(5) 康相彬教授经验：康相彬教授擅长治疗脾胃病、肝胆病、功能性失调性疾病等疑难杂病。康老认为脾与胃在生理上相反相成，在病理上互相影响，故脾胃病常见虚实互见、寒热错杂、气机升降失调。康老结合多年临床实践经验在《伤寒论》的半夏泻心汤基础上遵古而不泥古，加减化裁拟方加减半夏泻心汤，以吴茱萸代干姜，助半夏辛开散结，辛温散寒，降逆下气，又用吴茱萸、黄连配成左金丸寒温并用，辛开苦降，疏肝泻热，去大枣，防止大枣助湿生热，腻脾碍胃，导致中焦气机壅滞，痞满症状加重。康老在该方基础上参照症状、舌、脉，四诊合参，辨证加减，如寒多热少，得热则舒者，加大吴茱萸用量；热多寒少，渴喜冷饮者，加大黄连、黄芩用量；脾虚便溏者加茯苓、白术、黄芪；挟湿加陈皮、佩兰；痞满重者加枳实、炒槟榔；反酸者加瓦楞子、甘草；纳差者加焦三仙、炒鸡内金；脘痛者加元胡、川楝子。如此，既能改善临床症状，又能有效杀灭幽门螺杆菌，促进胃黏膜修复，取得较好疗效。

六、西医治疗

(一) 治疗原则

(1) 保护胃黏膜，消除损伤胃黏膜因素。
(2) 抑制胃酸。
(3) 改善胃动力。
(4) 对症治疗。

(二) 常用方法

1. 非药物治疗

一般治疗：健康教育，让患者了解病情，了解治疗的长期性、持续性，增强对治疗的信心；生活起居要有规律，工作忌劳累，宜劳逸结合，避免过度精神紧张；进餐要定时，少食多餐，防止饥饱过度，避免辛辣生冷、过咸食物及浓茶、咖啡等刺激性饮食物。

病情严重时饮食应以流质饮食为宜，症状好转改为半流质或软食，以后逐步过渡到正常饮食；戒除烟酒等不良习惯，不用或慎用有损胃黏膜药物。精神紧张或焦虑、抑郁患者，必要时配合抗焦虑、抗抑郁药物治疗。

2. 专科治疗

（1）针对伴有泛酸、胃灼热者给予 H_2 受体拮抗剂。泛酸程度轻者，常用的药物有西咪替丁、雷尼替丁和法莫替丁，西咪替丁作用最弱，法莫替丁最强，雷尼替丁则介于两者之间。这些药物对严重肝、肾功能不全者应适当减量或慎用。剂量为西咪替丁 400 mg，每日 2 次，雷尼替丁 150 mg，每日 2～3 次，法莫替丁 20 mg，每日 2 次。泛酸程度重者给予质子泵阻滞剂：奥美拉唑，常用剂量为 20～40 mg，每日 1～2 次，泮托拉唑肠溶片 40 mg，每日 1 次，兰索拉唑肠溶片 30 mg，每日 1 次，雷贝拉唑肠溶片 10 mg，每日 2 次，该类药优于 H_2 受体拮抗剂的原因在于具有较强的制酸作用且能抑制幽门螺杆菌的生长，但不宜久服。

（2）黏膜保护、制酸止痛：给予黏膜保护，促进黏膜愈合，缓解症状。可口服硫糖铝片 0.5 g，每日 3 次（悬液 10 mL，每日 3 次）；氢氧化铝凝胶 10 mL，每日 3 次；铝镁加悬液 10 mL，每日 3 次；铝碳酸镁片 1 g，每日 3 次；磷酸铝凝胶；枸橼酸铋；L-谷氨酰胺呱仑酸钠颗粒 0.67 g，每日 3 次。

（3）杀灭幽门螺杆菌药物：临床常用药物阿莫西林、四环素、甲硝唑、替硝唑、克拉霉素、庆大霉素、呋喃唑酮等。一般 PPI+黏膜保护剂+两联抗生素，1～2 周。

（4）上腹以闷胀为主，嗳气，给予多潘立酮 10 mg，每日 3 次；全腹胀满，给予枸橼酸莫沙比利 5 mg，每日 3 次。

（5）对症治疗：腹泻者给予蒙脱石散 3 g，每日 3 次；大便干结难解，给予聚乙二醇 4000 10 g，每日 2～3 次，加水 200 mL 口服或乳果糖口服。

七、预防调护

（1）调摄饮食，按时进食，以新鲜、清淡为宜，忌油腻，忌暴饮暴食，忌烟酒、浓茶、肥甘厚味；勿过于辛辣刺激、过烫、过冷、过于粗糙；多食蔬菜、水果，少吃煎、炸、腌、烤食物。

（2）起居有常，忌贪凉感寒、感暑湿之邪。避免过度劳累、熬夜，适当运动，勿久坐、久卧。

（3）调摄情志，防止五志过极，避免精神高度紧张。

（4）口腔卫生，积极治疗口腔疾病，如有牙齿缺失，应及时安装义齿，保证正常咀嚼功能。

（5）积极治疗，定期复查，特别是慢性萎缩性胃炎有肠上皮化生者、伴反复出血者应动态复查胃镜或上消化道钡餐。

第五章

神经系统疾病

第一节 短暂性脑缺血发作

一、概述

短暂性脑缺血发作（transient ischemic attack，TIA）是指由于脑或视网膜局灶性缺血所致的短暂性神经功能障碍，其临床症状一般多在 1～2 h 内恢复，最长不超过 24 h，不遗留神经功能缺损症状和体征，影像学上无责任病灶证据的疾病。传统的 TIA 定义认为只要临床症状在 24 h 内消失，不遗留神经系统体征，而无论是否存在责任病灶都归属于 TIA。TIA 概念的核心内容由症状持续时间向是否有组织学损伤转变是近年来 TIA 定义变化的一大特点。TIA 是脑梗死的先兆，已有 TIA 发作者，如未经适当治疗，25%～50%将会在 5 年内发生脑梗死，12%～13%将在 1 年内发生脑梗死，4%～8%将在 30 天内发生脑梗死。

中医学没有 TIA 病名，根据其临床表现及特征，一般认为，属"中风先兆"或"小中风"等范畴。

二、病因病机

（一）中医病因病机

1. 病因

近年来中医有关中风先兆的现代研究有多方面的进展，综合历代医家所论及近代医家的研究，中风先兆的病因可为：①五志过极，恼怒过度，导致肝气郁结，化火上逆，或伤肾阴，阴虚阳亢。②饮食不节，饥饱失宜或过食肥甘醇酒，损伤中气，脾失健运，聚湿生痰，痰郁化热，引动肝风，肝风夹痰。③劳倦过度，操持过度，劳则耗气，气虚运血无力，血行不畅，经脉痹阻；淫欲过度或房事不节，损伤肾精。④年老体虚，正气渐虚，肝肾阴虚，肝阳上亢，化风夹痰，蒙蔽清窍，或年老肾精亏损，脑窍失养。

2. 病机

中风先兆多由年老体弱，正气亏损，脏腑功能失调，体内气血津液运行紊乱，气机失常，或脑府失养，或内生痰瘀，郁久化热，热伤脑府，脑功能失常所致。

（1）肝肾阴虚，肝阳上亢：情志过极、恼怒过度，导致肝气郁结，化火上逆；或损伤肾阴，而致阴虚阳亢，引动肝风上逆犯脑而发病。

(2) 痰瘀互结，阻滞脉络：由于饥饱失宜或过食肥甘醇酒，损伤中气，脾失健运，聚湿生痰，痰郁化热，引动肝风，肝风夹痰上扰；或热灼津血而成瘀，痰瘀互结，阻滞脑府脉络而发病。

(3) 气虚血瘀，痰瘀阻滞：由于操持过度，劳则耗气，气为血帅，气虚运血无力，血行不畅而成瘀，致脑府经脉痹阻而发病。

(4) 肾虚血瘀：由于淫欲过度或房事不节，损伤肾精，肾精血不足，瘀血形成，水不涵木，肝阳上亢，阳化风动而发病。

(二) 西医病因病理

1. 病因

有关TIA的病因和发病机制的学说很多，其发病主要与动脉粥样硬化、血流动力学改变、血液成分改变等有关，主要有以下几方面：

(1) 微栓塞学说：微栓塞主要来源于颈部和颅内大动脉的不稳定斑块。斑块破裂后的栓子，或心源性栓子等脱落后，随血流入脑中，阻塞远端血管引起其供血区缺血产生临床症状，待微栓子崩解或向血管更远端移动后，区域血流恢复，临床症状消失。

(2) 血流动力学改变：在各种原因引起的颈部或颅内动脉狭窄的基础上，当血压下降而血流减少时，靠侧支循环维持的远端血管的血流减少，发生一过性缺血而引发症状。待血压恢复后，血流恢复正常，临床症状消失。

(3) 血液成分改变：真性红细胞增多症，血液中的有形成分在脑部微血管中瘀积，阻塞微血管引发TIA；血小板异常增大或血小板黏附性增高，引起血管阻塞引发TIA；骨髓增生性疾病、白血病，成簇的细胞团浸润小动脉壁引发TIA；高脂蛋白血症等引起脑血流量减低而引发TIA；贫血、血纤维蛋白原含量增高和各种原因所致的血液高凝状态等均可能引起TIA。

(4) 脑血管痉挛假说：近来有研究证实，血液涡流和内皮素增多为脑血管痉挛引起TIA的主要原因。

A. 颈内动脉系统或椎-基底动脉系统动脉有硬化斑块，管腔狭窄，使该处产生血流旋涡以维持血流量。血流加速时旋涡加重，刺激该区动脉壁导致动脉局部痉挛而出现症状，旋涡减轻时症状消失。

B. 动脉粥样硬化斑块处血管平滑肌细胞增生，内皮素增多，Ca^{2+}内流，H^+浓度减低，发生血管痉挛。

(5) 其他：脑盗血综合征也会引起TIA，脑血管受压、动脉炎等也可引起TIA。

2. 病理

脑组织中几乎没有能源的储备，需要血液循环来供应氧及葡萄糖，尽管脑的血液供应有很强的自动调节能力和丰富的侧支循环，但如遇到障碍，仍有很严重的后果。其病理可以归纳为脑缺血与缺氧、血流障碍与梗死灶的形成、缺血性脑损害的代谢变化。

三、诊断与鉴别诊断

(一) 诊断

1. 中医诊断标准

(1) 主症：阵发性眩晕、发作性偏身麻木、短暂性言语謇涩、一过性偏身软瘫、晕厥发作、瞬时性视歧昏瞀。

(2) 次症：头胀痛、手指麻木、健忘、筋惕肉瞤、神情呆滞、倦怠嗜卧、步履不正。

(3) 理化检查：血压、血糖、尿糖、血脂、血液流变学、心电图、眼底。

中年以上患者，具有两项以上（含两项）主症，结合次症、理化检查即可诊断，必要时可做 CT、MRI 等检查以确定诊断。

2. 西医诊断标准

(1) 发病突然。

(2) 局灶性脑或视网膜功能障碍的症状。

(3) 持续时间短暂，一般 10～15 min，多在 1 h 内，最长不超过 24 h。

(4) 恢复完全，不遗留神经功能缺损体征。

(5) 多有反复发作的病史。

其主要临床表现：TIA 多发生于老年人（50～70 岁），男性多于女性。患者多伴有高血压、糖尿病、血脂异常、动脉粥样硬化和心脏病等脑血管病的危险因素。TIA 具有发作性、短暂性、可逆性、反复性的临床特征。TIA 起病较为突然，快速出现局灶性神经系统或视网膜功能缺损的症状，但一般多能在 1～2 h 内恢复，不遗留神经功能缺损体征，其受累血管分布的不同决定了临床症状的不同。TIA 多有反复发作的病史，每次发作时的临床表现基本相似，其中椎-基底动脉系统 TIA 更易反复发作。

3. 颈内动脉系统 TIA

(1) 常见证候：病变对侧发作性的肢体单瘫、偏瘫和面瘫，病变对侧单肢或偏身麻木。

(2) 特征性证候：由于眼动脉受累，病变侧单眼一过性黑矇或失明，对侧偏瘫及感觉障碍；颈内动脉外壁上的交感神经节后纤维受损所致同侧 Horner 征，对侧偏瘫及感觉障碍；优势半球受累可出现失语，非优势半球受累可出现体像障碍。

(3) 可能出现的证候：大脑中-后动脉皮质支分水岭区缺血，颞-枕交界区受累所致病灶对侧同向性偏盲。

4. 椎-基底动脉系统 TIA

(1) 常见证候：最常见的症状是眩晕、恶心、呕吐，大多数不伴有耳鸣，少数可由迷路动脉缺血而伴有耳鸣。

(2) 特征性证候：交叉性感觉障碍及脑神经交叉性瘫痪。大脑后动脉缺血可致一侧或两侧视力障碍或视野缺损。

(3) 可能出现的证候：如脑干网状结构缺血可引起跌倒发作（drop attack），表现为突然出现的双下肢无力，随即倒地，但可随即自行站起，过程中无意识模糊或丧失。也可出现短暂性全面遗忘症（transient global amnesia，TGA），表现为突然起病的一过性记忆丧失，同时伴有时间、空间定向力障碍，但不伴意识障碍，自知力存在，较复杂的皮质高级活动保留完整，无神经系统其他的异常表现。症状持续数分钟或数小时后缓解，大多不超过 24 h，遗留有完全的或部分的对发作期事件的遗忘，预后多较好；脑干和小脑缺血可引起复视、交叉性感觉障碍（Wallenberg 综合征）、眼震、脑神经交叉性瘫痪（Weber、Millard-Gubler、Foville 和 Dejerine 综合征）、吞咽困难和构音障碍、共济失调及平衡障碍、意识障碍等症状。

除上述常见的症状外，TIA还可表现有精神症状、半侧舞蹈病发作或偏身投掷等。

（二）鉴别诊断

1. 中医类证鉴别

（1）昏厥：多有突然昏倒、不省人事或伴有四肢逆冷。昏厥发作后可在短时间内逐渐苏醒，醒后如常人，没有偏瘫、失语等症状。

（2）头痛：以头痛表现为主，疼痛性质、部位可表现出多样性、可变性，如胀痛、刺痛、灼痛等。头痛多见于青春期，且有家族史，无神经系统局灶体征。

（3）痫病：多见青少年，以间歇昏迷、抽搐为其主要表现。轻者可失神，但多短暂，伴双目凝视，面色苍白，迅即复常；重者突然昏仆，目睛上视，牙关紧闭，四肢抽搐，口吐白沫，移时复苏，醒后觉疲乏头痛，不伴偏瘫、语言障碍、一侧肢体麻木等现象。而TIA发作的特点是起病突然、历时短暂，甚至意识障碍，多见于中老年人。

2. 西医常见病鉴别

（1）偏头痛：其先兆期易与TIA相混，偏瘫性偏头痛更难鉴别。偏头痛多见于青春期，且有家族史，无神经系统局灶体征，发作时间可数小时至数天不等，发作时先有视觉先兆，继之以偏侧头痛、恶心呕吐等自主神经症状为主，症状较为典型。

（2）梅尼埃病：常见恶心、呕吐、头晕、耳鸣、渐进性耳聋。除有眼震、共济失调外，无其他神经局灶体征。梅尼埃病发病时间较长，超过24 h，起病年龄较小，反复发作，常有持久的听力减退。

（3）心脏病：冠心病、心律失常或心肌梗死伴高血压、心功能不全诱发TIA、阿-斯综合征，有发作性意识障碍、抽搐，为心源性脑缺血所致，但无神经系统局灶体征，心电图可以诊断，鉴别不难。

（4）局限性癫痫：局限性癫痫发作常为症状性，并可能查到脑部器质性病灶，其发作类型常为刺激性症状，如抽搐、发麻，症状常按皮质的功能区扩展，脑电图若有明显异常可助鉴别，如过去有全身性癫痫发作史者可助诊断。

（5）晕厥：多在直立位时发生。发作时血压过低，表现为面色苍白、冷汗、意识丧失、脉沉细。当患者身体置水平位后即可恢复，但无神经系统定位体征。

（6）眼科病：视神经炎、青光眼和视网膜血管病变可表现为突然视力障碍，但其持续时间很长，无神经系统定位体征。

（7）颅内占位病变：颅内肿瘤、早期慢性硬膜下血肿、脑脓肿等病变累及血管时，偶有短暂神经功能缺失现象，但其可见症状逐渐加重或出现颅内压增高，影像学检查可鉴别。

（8）癔症：癔症性发作，有时类似TIA，但癔症常有明显的精神刺激病史，持续时间较久，症状多变，有明显的精神色彩。

（9）良性发作性位置性眩晕：在所有眩晕性疾病中，其发病率最高，是一种位置性眩晕，与头位变化有关，每次发作持续时间短暂，多数不足1 min。Dix-Hallpike位置试验有助于诊断。

（10）其他：某些疾病偶尔也可出现发作性症状，如多发性硬化的发作症状可表现有构音障碍、共济失调等，类似于TIA；还要注意，每一个类似TIA的患者，有无乙醇及药物中毒、糖尿病、低血钙、低血糖、低血镁等代谢障碍，有无慢性肺部疾病所引起的缺氧状态，以及有无内分泌及免疫疾病，均应加以鉴别并兼顾治疗。

四、治疗

（一）中医治疗

1. 治疗原则

本病病机特点为本虚标实，其本虚为肝肾不足、气血虚损，其标实为痰瘀阻窍。气机失调是中风先兆发病的关键因素，气血失调、痰瘀阻窍是中风先兆的基本病机。其治疗原则为扶正祛邪、调理气血。

2. 分证论治

（1）肝肾阴虚，风阳上扰证。

证候：面色发红，头晕头痛，目赤口苦，急躁易怒，手足震颤，发时可突然一侧无力或见眩晕，视物不清，黑蒙，麻木，言语不清等，舌红、苔黄而干，脉弦数。

治法：平肝熄风，育阴潜阳。

处方：镇肝熄风汤加减。

用药：天麻12 g，白芍20 g，钩藤15 g，生龙骨、生牡蛎（捣碎）各30 g，生赭石（轧细）30 g，生石决明30 g，怀牛膝30 g，玄参15 g，胆南星6 g，夏枯草20 g，山楂30 g，首乌12 g。

加减：大便秘结者，可加大黄15 g，以通腑泄热；瘀血症状明显者，可加赤芍15 g、川芎20 g、水蛭10 g，以活血祛痰通络。

中成药：脑立清丸，每次10丸，口服，每日2次；天麻钩藤颗粒，每次5 g，冲服，每日3次。

（2）痰瘀互结，阻滞脉络证。

证候：头晕不清，肢体麻木或猝然半身不遂，言语謇涩，移时恢复如常，舌质暗，苔白腻，脉滑或涩。

治法：祛瘀化痰通络。

处方：涤痰汤合桃红四物汤加减。

用药：半夏15 g、茯苓15 g、陈皮12 g、石菖蒲15 g、郁金15 g、制南星10 g、当归15 g、赤芍15 g、川芎20 g、鸡血藤30 g、桃仁10 g、红花10 g、水蛭10 g。

加减：肢麻无力者，可加天麻15 g、地龙10 g以熄风；口眼㖞斜者，可加白附子，以加强祛痰之力；痰瘀蕴蓄日久化热者，可去制南星，加胆南星6 g、黄连10 g、竹茹30 g，以清化痰热，开窍醒神。

中成药：半夏天麻丸，每次6 g，口服，每日2～3次；天丹通络胶囊，每次5粒，口服，每日3次。

（3）气虚血瘀，痰瘀阻滞证。

证候：眩晕，动则加剧，时欲仆倒，手指麻木，气短乏力，倦怠懒言，或见一侧肢体时时麻木，或肢体软弱无力，或健忘多眠，夜卧口角流涎，或见肢体动，舌淡，脉细涩。

治法：益气活血，化痰通络。

处方：补阳还五汤加减。

用药：生黄芪 30 g、牛膝 30 g、鸡血藤 30 g、石菖蒲 15 g、丹参 30 g。

加减：神疲气短，乏力重者，加人参 10 g；肢麻无力者，加秦艽 10 g。

中成药：步长脑心通胶囊，每次 4 粒，口服，每日 3 次；血栓心脉宁胶囊，每次 4 粒，口服，每日 3 次；脑脉泰胶囊，每次 2 粒，口服，每日 3 次；偏瘫复元丸，每次 9 g，口服，每 1～2 次。

(4) 肾虚血阻证。

证候：头晕目花，视物不清，肢软无力，神疲健忘，失眠多梦或嗜睡，面无表情，性格孤僻，沉默寡言，智力显著衰退，时有一侧肢体无力、麻木，语言謇涩，舌淡，脉细弱。

治法：补益肾精，活血祛痰。

处方：地黄饮子加减。

用药：熟地黄 20 g、首乌 12 g、山茱萸 30 g、肉苁蓉 15 g、巴戟天 15 g、石菖蒲 15 g、郁金 20 g、天竺黄 10 g、水蛭 10 g、川芎 15 g、莪术 10 g。

加减：腰酸腿软者，可加鹿胶、龟板胶以补血生精；失眠多梦者，可加酸枣仁，以活血安神。

中成药：杞菊地黄丸，每次 1 丸，口服，每日 3 次；乌灵胶囊，每次 3 粒，口服，每日 3 次。

3. 其他疗法

(1) 针灸：辨证为实证者取风池、百会、悬颅、内关、人中、侠溪、行间等穴，取泻法，每日 1 次，留针 20～30 min，7 日为 1 个疗程。

辨证为虚证者取肩髃、曲池、合谷、足三里、手三里、关元等穴，取补法，每日 1 次，留针 20～30 min，7 日为 1 个疗程。

头皮针选患侧肢体对侧运动区、足运感区。失语者加语言二区，眩晕及黑蒙加晕听区，每 10 min 行针 1 次，留针 30 min，每日 1 次，10 次为 1 个疗程，1 个疗程结束后休息 5 日，再进行第二疗程。

(2) 按摩：摩擦并按摩颈部法。双手摩擦发热后，按摩颈部的两侧，以皮肤发热、发红为度，双手十指交叉放于后脑，左右来回摩擦至发热。可以配合一些转头活动，如头前俯时脖子尽量前伸，左右转时幅度不宜过大，做 30 个循环即可；或者取站立姿势，两手紧贴大腿两侧，下肢不动，头转向左侧时，上身旋向右侧，头转向右侧时，上身旋向左侧，共做 10 次，然后身体不动，头用力左旋并尽量后仰，看左上方 5 秒钟，复原后，以同法再换方向做。擦颈按摩发热可以松弛颈部血管平滑肌，改善其对血管壁的营养，软化及恢复已经硬化的颈部血管，并改善大脑供血。

(3) 食疗。

A. 羊脂葱白粥：取葱白、姜汁、花椒、豆豉、粳米各 10 g，羊脂油适量，加水共煨粥。每日 1 次，连服 10 日。用于预防偏瘫。

B. 羊肚山药汤：取羊肚 1 具，去筋膜后洗净切片，加水煮至软烂后下入鲜山药 200 g，煮至汤汁浓稠，代粥服。适用于中风体质虚弱者。

C. 乌鸡汤：取乌骨母鸡 1 只，去毛及肠杂，洗净切块后加入清水、黄酒等量，文火煨炖至骨酥肉烂时即成。食肉饮汤，数日食毕。适用于中风言语謇涩、行走不便者。

D. 黑豆汤：取大粒黑豆 500 g，加水入砂锅中煮至汤汁浓稠即成。每日 3 次，每服 15 mL，含服、缓咽。适用于言语謇涩者。

E. 四味粳米粥：取天麻 9 g（以布包好）、枸杞 15 g、红枣 7 枚、人参 3 g，加水烧沸后用文火煎煮约 20 min。去天麻、枣核，下入粳米 50～100 g 共煨粥。每日 2 次。用治中风后偏瘫伴高血压者。

F. 蒸羊头：取白羊头 1 具，入屉蒸熟后取肉切片，和以调料即可取食。空腹分次食用。适用于中风头晕、手足无力、体瘦弱者。

4. 名医经验

经过多年的临证体悟，张学文教授认为，中风先兆应以肝热血瘀证为主。肝热血瘀指肝经郁热或肝肾阴虚，水不涵木，肝阳上亢，化热灼津，伤血为瘀；或肾精亏虚，肝血不足所致的一种中风早期证候。中风病因病机虽然较为复杂，但瘀血因素是关键环节所在。脑络为气血津液濡养脑髓之通路，瘀阻脑络，影响脑之清阳，津血不得濡养，神明失养，此病机类似于现代医学的缺血性中风，若瘀阻甚者，络破血溢，类似于现代医学之出血性中风。无论是脑血管痉挛、脑梗死、脑血栓形成、脑栓塞，还是脑出血，其病理改变都符合中医瘀血的范畴。因此临床上瘀血因素贯穿中风病变之始终。针对中风先兆肝热血瘀证，张教授提出使用清脑通络汤为底方予以加减施治，药物组成：决明子 30 g，白芍 12 g，赤芍 10 g，山楂、丹参各 15 g，磁石（先煎）30 g，菊花 12 g，葛根 15 g，地龙 10 g，豨莶草 30 g，川牛膝 15 g，水蛭 6 g。

（二）西医治疗

1. 一般治疗

一般治疗包括吸氧与呼吸支持、心脏监测与心脏病变处理、体温控制、血压控制、血糖控制、营养支持和病因治疗等。

同时应积极评价危险分层［常用的 TIA 危险分层工具为"ABCD"评分系统（"A"指年龄，"B"指血压，"C"指症状，"D"指时间）及加利福尼亚评分系统，其中 ABCD2（指在"ABCD"评分基础再加一个评价指标"D"，即糖尿病）评分应用最为广泛］，高危患者应尽早收入院（2011 版 TIA 中国专家共识推荐：TIA 发病 72 h 内 ABCD2 评分不小于 3 分；或门诊不能在 48 h 内完成系统评估者均应收入院）；新发 TIA 应按"急症"处理；尽早完善各项相关检查，如磁共振弥散成像、头颅 CT 检查等，明确病情及指导诊治；条件允许的情况下，应全面检查及评估。

2. 专病治疗

根据 TIA 中国专家共识（2007 版），将其治疗分为内科治疗、外科手术及血管内治疗。

(1) 内科治疗。

A. 抗血小板聚集药物：对非心源性患者，建议给予抗血小板治疗，药物主要为阿司匹林（50～325 mg，每日1次）及氯吡格雷（75 mg，每日1次）。氯吡格雷与阿司匹林相比上消化道出血的发生率显著降低。对于发病24 h内且ABCD2评分不小于4分的非心源性患者，可给予双重抗血小板治疗。

B. 抗凝治疗：不作为TIA的常规治疗。对于伴有心房颤动、风湿性二尖瓣病变等的TIA患者，建议使用华法林口服抗凝治疗（1～3 mg，每日1次，3～5日后改为2.5～5 mg维持，并参考INR值，使其在2～3之间调整抗血小板药物剂量）。

C. 钙拮抗剂：能阻止细胞内钙超载，防止血管痉挛。药物主要为尼莫地平（20～40 mg，每日3次）、盐酸氟桂利嗪（5～10 mg，每晚1次）。

(2) 外科手术及血管内治疗：根据患者病变部位、狭窄程度、年龄、性别、合并疾病及发作时症状的严重程度等选择颈动脉内膜剥脱术（carotid endarterectomy, CEA）或颈动脉支架植入术（carotid artery stenting, CAS）等手术治疗。

3. 其他治疗

(1) 二级预防：有效的二级预防是减少TIA复发的重要手段，重视TIA的防治，干预高血压、糖尿病及高胆固醇血症等危险因素，纠正吸烟、过量饮酒等不良生活习惯，并进行适当体育锻炼（危险因素的控制参照《中国缺血性脑卒中和短暂性脑缺血发作二级预防指南2014》）。

A. 高血压：①既往未接受降压治疗的患者，发病数日后如果收缩压不低于140 mmHg或舒张压不低于90 mmHg，应启动降压治疗；②既往有高血压病史且长期接受降压药物治疗的患者，如果没有绝对禁忌，发病后数日应重新启动降压治疗；③由于颅内大动脉粥样硬化性狭窄导致的患者，推荐收缩压降至140 mmHg以下，舒张压降至90 mmHg以下；④降压药物种类和剂量的选择及降压目标值应个体化，应全面考虑药物、脑卒中的特点和患者三方面因素。

B. 脂代谢异常：①对于非心源性患者，无论是否伴有其他动脉粥样硬化证据，推荐予高强度他汀类药物长期治疗。②对于低密度脂蛋白胆固醇（low-density lipoprotein cholesterol, LDL-C）不低于2.6 mmol/L（100 mg/dL）的非心源性患者，推荐强化他汀类药物治疗。③由颅内大动脉粥样硬化性狭窄导致的患者，推荐高强度他汀类药物长期治疗，推荐目标值LDL-C不高于1.8 mmol/L；颅外大动脉狭窄导致的患者，推荐高强度他汀类药物长期治疗。④长期使用他汀类药物治疗总体上是安全的。有脑出血病史的非心源性缺血性脑卒中或TIA患者应权衡风险和获益合理使用。⑤他汀类药物治疗期间，如果监测指标持续异常并排除其他影响因素，或出现指标异常相应的临床表现，应及时减药或停药观察。

C. 糖代谢异常和糖尿病：①糖尿病和糖尿病前期是缺血性脑卒中患者脑卒中复发或死亡的独立危险因素，应提高对患者血糖管理的重视；②患者发病后应接受空腹血糖、糖代血红蛋白（glycosylated hemoglobin, HbA1c）监测，无明确糖尿病病史的患者在急性期后应常规接受口服葡萄糖耐量试验来筛查糖代谢异常和糖尿病；③对糖尿病或糖尿病前期患者进行生活方式和/或药物干预能减少缺血性脑卒中或TIA事件，推荐HbA1c治疗目标为小于7%；④缺血性脑卒中或TIA患者在控制血糖水平的同时，还应对患者的其他危险因素进行综合全面管理。

D. 吸烟：①建议有吸烟史的患者戒烟；②建议患者避免被动吸烟。

E. 睡眠呼吸暂停：①鼓励对患者进行睡眠呼吸监测；②使用持续正压通气（continuous positive airway pressure，CPAP）可以改善合并睡眠呼吸暂停的脑卒中患者的预后。

F. 高同型半胱氨酸血症：对近期发生缺血性脑卒中或TIA且血同型半胱氨酸轻度到中度增高的患者，补充叶酸、维生素 B_6 及维生素 B_{12}。

(2) 心理治疗：保持积极乐观的心态，积极配合医生治疗，认识到防治疾病的重要性。

五、转归与调护

(一) 转归

TIA患者症状出现得快，消失得也快，单次发作的患者恢复后常不遗留后遗症，易被忽视。如未经正确的治疗而任莫自然发展，有约1/3的患者将在数年内发生完全性脑卒中，有约1/3的患者将经长期反复发作而致脑功能受损，也有约1/3的患者可能自然缓解。TIA发作因治疗时机不同其转归亦不同。TIA患者若经过积极治疗，预后较好；若未经及时治疗，长期反复发作最终可导致脑功能严重受损。

(二) 调护

TIA重在预防其向脑卒中发展。《证治汇补》载："平人手指麻木，不时眩晕，乃中风先兆，须预防之，宜慎起居，节饮食，远房帏，调情志。"这对中风预防有一定指导意义。

1. 慎起居

注意按时作息，劳逸结合，养成良好的生活习惯。

2. 节饮食

总的原则是低盐、低糖、低脂饮食，避免暴食，饥饱适度，饮食宜淡，营养丰富，切忌醉酒并戒除吸烟嗜好。

3. 需运动

重视体育锻炼，根据个人具体情况选择适合于自己的活动方式。

4. 调情志

保持心情舒畅、情绪稳定。同时还要治疗相关疾病，如糖尿病、心脏病、高血压等。

六、疗效判定标准

(一) 中医疗效判定标准

1. 计分法

根据中风先兆证的主症和次症进行评定。主症按四级评定，次症按二级评定。

(1) 眩晕。

A. 眩晕的程度。0分：症状消失。2分：稍感眩晕，能坚持正常工作和生活。4分：眩晕较甚，常需休息。6分：眩晕剧烈，必须卧床。

B. 眩晕发作次数及持续时间。0分：症状消失。2分：偶尔发作或仅持续数分钟到2 h。4分：经常发作或持续2 h到24 h。6分：频繁发作或持续24 h以上。

(2) 偏身麻木。

A. 麻木的程度。0分：症状消失。2分：偏身轻微麻木，如蚁爬肤。4分：偏身明显麻木不仁，犹如针刺。6分：偏身麻木无力或发凉。

B. 麻木发作次数及持续时间。0分：症状消失。2分：偶尔发作或持续数分钟到2 h。4分：经常发作或持续2～24 h。6分：频繁发作或持续24 h以上。

(3) 言语謇涩。0分：症状消失。2分：偶尔发作或持续数分钟到2 h。4分：经常发作或持续2～24 h。6分：频繁发作或持续24 h以上。

(4) 昏厥。0分：症状消失。2分：偶尔发作或持续数分钟到2 h。4分：经常发作或持续2～24 h。6分：频繁发作或持续24 h以上。

(5) 轻瘫。0分：体征消失。2分：偶尔发作或持续数分钟到2 h。4分：经常发作或持续2～24 h。6分：频繁发作或持续24 h以上。

(6) 视物昏花。0分：症状消失。2分：症状轻微，偶尔发作或持续数分钟到2 h。4分：症状较重，经常发作或持续2～24 h。6分：症状严重，频繁发作或持续24 h以上。

(7) 次症（见中医诊断标准所述）。0分：症状消失。2分：症状存在。

2. 疗效评定方法

以疗效百分数为主要依据，适当参考理化指标进行评定。

临床治愈：疗效百分数不小于95%。

显效：疗效百分数为60%～94%。

有效：疗效百分数为20%～59%。

无效：疗效百分数小于20%，乃至疗效百分数为负数，甚至发生中风。

(二) 西医疗效判定标准

(1) 采用ABCD2评分评价病情轻重，指导处理或治疗。

(2) 目前尚无TIA的具体疗效评定标准，现暂采用神经功能缺损评分标准评定。

(3) 伴发疾病的积分：

A. 以下各积1分：肥胖，偶发期前收缩，血脂1～2项增高，轻度气管炎。

B. 以下各积2分：高血压，心脏扩大、心肌肥厚，期前收缩（小于5次/分），血脂三项增高，发热37.5 ℃左右（不超过3天），颈部杂音。

C. 以下各积3分：频发期前收缩（大于15次/分），心电图ST-T改变，高血糖，CT有双侧病灶，健侧锥体束征，发热38 ℃或以上（超过3天），消化道出血（黑便）。

D. 以下各积4分：心肌梗死、痴呆，假性延髓性麻痹，肾功能不全，心力衰竭，支气管肺炎持续1周以上，肺水肿，心房颤动，消化道持续出血（黑便）。

(4) 既往史的评分：

A. 以下项目（若有）各积1分：年龄51～60岁，吸烟，慢性气管炎，偶发期前收缩，卧位生活，无规律的体育活动，高盐饮食，长期饮酒史，高膳食物，家族卒中史，口服避孕药史。

B. 以下项目（若有）各积2分：年龄61～70岁，糖尿病史，高血压病史，心绞痛史，反复支气管感染史，长期大量饮酒史，TIA史（1～2次）。

C. 以下项目（若有）各积3分：年龄71～80岁，TIA史（3次以上或有一次持续超过3 h），持续血压高于180/100 mmHg，肺源性心脏病史。

D. 以下项目（若有）各积4分：年龄81岁以上，多定位多次TIA史、完全性卒中史、心肌梗死史、心力衰竭史。

(5) 患者总的生活能力状态（评定时的病残程度）：

A. 0级：能反复工作或操持家务。

B. 1级：生活自理，独立生活，部分工作。

C. 2级：基本独立生活，小部分需人帮助。

D. 3级：部分生活活动可自理，大部分需人帮助。

E. 4级：可站立走步，但需人随时照料。

F. 5级：卧床，能坐，各项生活需人照料。

G. 6级：卧床，有部分意识活动，可喂食。

H. 7级：植物人状态。

(6) 疗效标准：

A. 基本治愈：病残程度为0级。

B. 显著进步：功能缺损评分减少21分以上，且病残程度在3级。

C. 进步：功能缺损评分减少8～20分。

D. 无变化：功能缺损评分减少或增多不足8分。

E. 恶化：功能缺损评分增加9分或更多。

F. 死亡。

第二节　脑梗死

一、概述

脑梗死（cerebral infarction），又称为缺血性卒中（cerebral ischemic stroke），是由于脑部血流循环障碍，脑组织缺血缺氧而坏死，从而产生与损伤部分相对应的神经功能缺损症状的一类临床综合征，是脑血管病当中最常见的类型，约占70%。本病根据临床表现可分为四类：①全前循环梗死；②部分前循环梗死；③后循环梗死；④腔隙性梗死。此种分型方法称为牛津郡社区卒中计划分型（oxfordshire community stroke project, OCSP）。此外，还可根据病因分型将脑梗死分为五类，即TOAST（trial of ORG 10172 in acute stroke treatment）分型：①大动脉粥样硬化型；②心源性栓塞型；③小动脉闭塞型；④其他明确病因型；⑤不明原因型。

脑梗死属于"中风病"中的"缺血性中风病"范畴，临床上以突然半身不遂、口眼㖞斜、言语謇涩或昏仆、不省人事等为表现。

二、病因病机

（一）中医病因病机

1. 病因

（1）禀赋不足，正气虚衰：中年以后，正气渐虚，如李东垣所云"凡人年逾四旬，气衰之际……多有此疾"，或久病气血亏损，"血为气之母"，精血不足，气无以生，"气为血之帅"，气虚血运不畅，瘀阻脑脉而不通；阴血不足则阴不制阳，阳亢于上，化风内动，夹痰瘀上犯脑窍，致脑脉不通，神机不用而发病。

（2）劳倦内伤，内风动越：一是烦劳过度，易耗伤气阴，致阳气偏亢，从而阳亢于上，气血上逆，脑脉被阻，正如《内经》所云"阳气者，烦劳则张"是也；二是纵欲过度，耗伤肾精，引动心火，从而水不制火，火盛而风动，气血逆乱，上攻脑窍，脑脉闭阻，神机失用而为病。

（3）情志过极，气机逆乱：平素暴躁易怒，肝火亢盛，或情志抑郁，肝气郁滞，郁而化火，煎津凝痰，引动内风，风痰上攻，致脑脉闭阻，神机不用而发病。

（4）饮食不节，痰湿内生：平素嗜食肥甘厚味，或饮酒无度，致脾胃受损，失于运化，聚湿生痰，上扰脑窍，致脑脉不通、神机蒙蔽而为病。

以上诸因，均致脏腑虚衰，从而痰瘀内结，伏于体内。一遇诱因则应时而发，壅阻脑窍，气血逆乱，经络闭塞，以致中风。

2. 病机

（1）发病：气血亏虚是中风发病的根本内在原因，若遇劳倦、恼怒、房劳、饮食不节等诱因，则发为中风病。本病一般在安静或睡眠之时发病，起病急骤，渐进加重，轻者仅半身不遂，言语不利；重者则昏仆，不省人事。在中风发病之前，部分患者会出现一侧肢体发麻、晕厥发作等缺血先兆症状。

（2）病位病性：本病病位在脑，与肝、肾、脾、心密切相关；病性为本虚标实，脏腑功能失调，气血亏虚为本，痰浊瘀血为标，急性期以痰瘀等标实证候为主，恢复期及后遗症期则以虚实夹杂之证为表现。

（3）病势：本病有中经络及中脏腑之分。患者初起一般症状较轻，仅有半身不遂、偏身麻木、口舌㖞斜、言语不利等中经络表现，可逐渐发展至神昏、不省人事等中脏腑表现，部分患者可起病即为中脏腑表现。

（4）病机转化：中风病的病机转化迅速，取决于机体正气与痰浊、瘀血等病理因素的斗争变化。急性期中经络，邪气轻浅，正气不虚者易康复；若中脏腑者，痰热得化，内风得熄，瘀血祛除，神志渐清者，尚有转机之势；若邪盛正衰，或失治误治，出现呃逆、呕血、抽搐、高热者，则病势凶险，救治困难。及至恢复期及后遗症期，常遗留半身不遂、偏身麻木、言语不利等症状，难以恢复。

综上所述，中风之病机复杂多变，归纳起来不外风（肝风）、火（肝火、心火）、痰（风痰、热痰、湿痰）、虚（血虚、气虚、阴虚、阳虚）、气（气郁、气逆）、血（血瘀）、毒（外感六淫过盛和内伤痰、瘀、郁、火过盛为毒）七端，其中气血亏虚是根本。此七端在一定条件下可相互影响，共同致病，如年老体衰、正气不足、饮食不节、情志过极、气候骤变等，导致脏腑气血失调，内风动越，夹痰夹瘀化毒，闭阻脑脉，神机失用而引起病变的发生。

（二）西医病因病理

1. 病因

脑梗死的发生受到多种危险因素的影响，这些危险因素可分为不可控制因素和可控制因素，不可控制因素包括年龄、性别、种族、遗传因素等；可控制原因包括高血压、糖尿病、血脂异常、心脏病（心房颤动、左心房血栓、原发性心脏肿瘤、瓣膜赘生物、人工心脏瓣膜、扩张性心肌炎、冠心病、瓣膜性心脏病和心内膜炎等）、无症状性颈动脉粥样硬化和不当生活方式（大量饮酒、吸烟、缺乏锻炼、肥胖）、偏头痛、睡眠呼吸障碍、高同型半胱氨酸血症等。在这些危险因素的影响下，斑块、栓子等的形成和脱落最终导致了脑梗死的发生。国际广泛使用的 TOAST 分型方法是根据脑梗死的病因进行分类的方法，该方法将本病的病因归纳为五个方面，即动脉粥样硬化斑块形成、心源性栓塞、小动脉闭塞（高血压、糖尿病）、其他原因（血管炎、血管相关疾病、感染性疾病、遗传性疾病、血液系统疾病）及不明原因。其中，动脉粥样硬化是脑梗死最常见的原因。无论何种原因形成的脑梗死，病灶均由缺血中心及缺血半暗带所组成。缺血半暗带是介于电衰竭与能量衰竭之间的区域，尚存活大量可恢复功能的神经元。目前研究认为，脑梗死的发生过程是一个复杂的缺血性级联反应过程，其机制包括神经细胞迟发性死亡、细胞内钙离子超载、氧自由基毒性作用、兴奋性氨基酸神经毒性作用、NO 毒性作用、能量衰竭等。

2. 病理

脑梗死病灶的病理改变在超早期可无明显变化；早期病灶苍白伴肿胀，灰白质分界不清，镜下见神经元呈急性缺血改变；坏死期大量神经元脱失，胶质细胞坏变，病灶组织炎性浸润，脑水肿明显；软化期组织液化变软；恢复期时小梗死灶被肉芽组织代替，形成胶质瘢痕，大梗死灶形成中风囊，其周围被胶质纤维包裹。

三、诊断与鉴别诊断

（一）诊断

1. 中医诊断标准

（1）主症：偏瘫，偏身感觉异常，口舌㖞斜，言语謇涩，言语不清，或神识昏蒙。

（2）次症：头痛，眩晕，瞳神变化，饮水发呛，目偏不瞬，共济失调。

（3）急性起病，发病前多有诱因，常有先兆症状。发病年龄多在 40 岁以上。

具备上述 2 个以上主症，或 3 个主症、2 个次症，结合起病、诱因、先兆症状、年龄即可确诊；不具备上述条件，结合影像学检查结果亦可诊断。

2. 西医诊断标准

（1）急性起病。

（2）局灶性神经功能缺损，少数为全面神经功能缺损。

（3）症状和体征持续数小时。

（4）脑CT或MRI排除脑出血和其他病变。

（5）脑CT或MRI有责任梗死病灶。

具备以上五点可诊断为急性缺血性脑卒中。

3. 疾病分期

（1）急性期：发病2周以内。

（2）恢复期：发病2周至6个月。

（3）后遗症期：发病6个月以后。

4. 病类诊断

（1）中经络：中风无意识障碍者。

（2）中脏腑：中风有意识障碍者。

（二）鉴别诊断

1. 中医类证鉴别

（1）厥证：以突然神昏、四肢逆冷为主要表现，而醒后无半身不遂等中风症状。劳累及紧张可诱发本病。而中风病常遗留后遗症，如半身不遂、言语不利等。

（2）痫病：以发作性神昏、肢体抽搐、醒后如常为主要表现。中风则常遗留后遗症状。中风急性期可有痫性发作，后遗症期可继发痫病，但均有中风的相应表现，可资鉴别。

（3）口僻：以口眼㖞斜、额纹消失、闭目不能、鼓腮漏气、鼻唇沟变浅等为主要表现，部分患者可有同侧耳后疼痛；而中风虽可表现为口眼㖞斜、鼻唇沟变浅等口僻症状，但无额纹消失，并常伴有半身不遂、偏身麻木、言语謇涩等症状，故可鉴别。

2. 西医常见病鉴别

（1）脑出血：多于情绪激动时或活动时发病，多有高血压病史，或血管畸形病史，进展快，多见头痛、恶心、喷射状呕吐等颅高压症状，常有意识障碍、偏瘫和其他神经系统局灶性症状，头颅CT能快速识别。

（2）代谢性疾病：迅速出现昏迷的脑梗死患者应与糖尿病、低血糖、肝昏迷等代谢性疾病导致的昏迷相鉴别。病史、头颅CT及相关的实验室检查可帮助明确诊断。

（3）TIA：常由于脑或视网膜局灶性缺血导致短暂性神经功能缺损发作，常在 $1\sim2$ h 内恢复正常，一般不超过 24 h，无遗留症状或体征，影像学检查无相应责任病灶。其具有发作性、短暂性、可逆性、反复性的临床特征。而脑梗死发作影像常有责任病灶，常有后遗症，脑梗死患者多数有TIA发作病史。

（4）癫痫：这是一种反复发作的脑部神经元高度同步异常放电所致的脑功能失调的疾病。其可因类型不同而有不同表现，典型表现为意识丧失、眼球上视、四肢抽搐、牙关紧闭、醒后如常人等，亦有意识不丧失者，但均具有发作性、重复性、短暂性、刻板性的共性特点。脑梗死者可继发癫痫，常有神经缺损症状遗留。

四、治疗

（一）中医治疗

1. 治疗原则

（1）急性期：急则治其标，当以祛邪为主，以祛邪与扶正相结合为原则。常以醒神开窍、破瘀通络、涤痰通腑、平肝熄风、清热化痰等为治疗方法。闭证者宜平肝熄风、豁痰开窍、通腑泄热；脱证者宜扶正固脱；内闭外脱者，则醒神开窍和扶正固脱兼用。

（2）恢复期及后遗症期：本期患者多以虚实夹杂之证为主，当以扶正祛邪、标本兼顾为原则，可用益气活血、祛瘀通络、滋补肝肾、育阴熄风等方法进行治疗。

2. 分证论治

（1）急性期。

A. 中脏腑。

a. 痰蒙清窍证。

证候：意识障碍、半身不遂，口舌㖞斜，言语謇涩或不语，痰鸣漉漉，面白唇暗，肢体瘫软，手足不温，静卧不烦，二便自遗，舌质紫暗，苔白腻，脉沉滑缓。

治法：燥湿化痰，醒神开窍。

方药：涤痰汤加减。制半夏10 g、陈皮10 g、枳实10 g、胆南星6 g、石菖蒲20 g、郁金15 g、竹茹5 g、茯苓20 g、远志10 g、生姜3片、灯盏花10 g。加水600 mL，煎至200 mL，分早、中、晚3次温服。

加减：四肢不温、有寒象者，加桂枝；舌质紫暗，有瘀斑、瘀点者，加桃仁、红花、川芎等活血通络。

中成药：灌服或鼻饲苏合香丸，口服复方鲜竹沥液等。

针剂：醒脑静注射液每次30～40 mL，每日1～2次，加入等渗液中静脉滴注。β-七叶皂苷每次10～20 mg，每日1～2次，加入等渗液中静脉滴注。

b. 痰热内闭证。

证候：意识障碍、半身不遂，口舌㖞斜，言语謇涩或不语，鼻鼾痰鸣，或肢体拘急，或躁扰不宁，或身热，或口臭，或抽搐，或呕血，舌质红，舌苔黄腻，脉弦滑数。

治法：清热化痰，醒神开窍。

方药：羚羊角汤加减。羚羊粉0.6 g（分2次冲）、珍珠母30 g（先煎）、法半夏10 g、天竺黄6 g、石菖蒲20 g、郁金15 g、远志10 g、生大黄15 g、夏枯草10 g、牡丹皮10 g、竹茹6 g。加水600 mL，煎至200 mL，分早、中、晚3次温服。

加减：痰多者，加胆南星、瓜蒌；热甚者，加黄芩、栀子；高热者，加生石膏、知母；抽搐者，加僵蚕、全蝎；呕血者，加生地黄、水牛角。

中成药：灌服或鼻饲至宝丸，口服安宫牛黄丸、紫雪丹或紫雪散、珠珀猴枣散等。

针剂：醒脑静注射液20～30 mL，每日1～2次，或血必净注射液40～50 mL，每日1～2次，加入等渗液中静脉滴注。

c. 元气败脱证。

证候：神聩不知，目合口开，四肢松懈瘫软，肢冷汗多，二便自遗，舌卷缩，舌质紫暗，苔白腻，脉微欲绝。

治法：益气回阳固脱。

方药：参附汤。人参10～15 g（另炖兑服）、制附子80～90 g（先煎1.5 h，不麻为度，忌酸冷）。加水400 mL，浓煎至150 mL，频服。

加减：汗出不止者，加山茱萸30 g、黄芪30 g、煅龙骨30 g、煅牡蛎30 g。

针剂：参附注射液20～40 mL，每日1～3次，加入25%葡萄糖溶液20～40 mL中静脉滴注，待血压升至正常，改用50～100 mL加入等渗液中静脉滴注维持。或参麦注射液60～100 mL，每日1～3次，加入25%葡萄糖溶液40～100 mL中静脉滴注，待血压升至正常，改用100～200 mL加入等渗液中静脉滴注维持。

B. 中经络。

a. 风火上扰证。

证候：眩晕头痛，面红耳赤，口苦咽干，心烦易怒，尿赤便干，舌质红绛，舌苔黄腻而干，脉弦数。

治法：清热平肝，潜阳熄风。

方药：天麻钩藤饮加减。天麻15 g、钩藤10 g、生石决明15 g、夏枯草15 g、黄芩10 g、炒山栀子10 g、牡丹皮15 g、赤芍15 g、川牛膝15 g、炒杜仲15 g、桑寄生20 g、益母草20 g。

加减：头晕头痛者，加菊花；心烦不寐者，加莲子、炒酸枣仁；口干口苦者，加黄连、麦冬；言语謇涩者，加石菖蒲、郁金；便秘者，加大黄或番泻叶；苔黄腻者，加胆南星、竹沥。

中成药：天麻钩藤颗粒，每次1袋，每日3次。

b. 风痰阻络证。

证候：头晕目眩，痰多而黏，舌质暗淡，舌苔薄白或白腻，脉弦滑。

治法：活血化瘀，化痰通络。

方药：半夏白术天麻汤加减。法半夏15 g、茯苓15 g、陈皮15 g、生白术15 g、天麻15 g、胆南星10 g、水蛭10 g、毛冬青15 g、香附15 g、酒大黄15 g。

加减：有瘀者，加桃仁、红花；兼热象者，加黄芩、栀子；头痛者，加菊花、夏枯草。

中成药：华佗再造丸，每次1袋，每日3次；通心络胶囊，每次3粒，每日3次。

c. 痰热腑实证。

证候：腹胀便干便秘，头痛目眩，咯痰或痰多，舌质暗红，苔黄腻，脉弦滑或偏瘫侧弦滑而大。

治法：化痰通腑。

方药：星蒌承气汤加减。生大黄15～30 g（后下）、芒硝10 g（分冲）、全瓜蒌15～30 g、胆南星10～15 g、羌活5 g、灯盏花15 g。

加减：烦躁不安、口臭口苦者，加栀子、黄芩；年老体弱者，加生地黄、玄参。

中成药：痰热清注射液40 mL静脉滴注，每日1次；口服安宫牛黄丸，每次1丸，每日2次；口服安脑丸，每次1丸，每日2次；口服牛黄清心丸，每次1丸，每日2次。

d. 气虚血瘀证。

证候：面色白，气短乏力，口角流涎，自汗出，心悸便溏，手足肿胀，舌质暗淡，舌苔白腻，有齿痕，脉沉细。

治法：益气活血。

方药：补阳还五汤加减。黄芪45～120 g、当归尾10 g、桂枝10 g、赤芍15 g、川芎10 g、桃仁15 g、红花10 g、地龙15 g、石菖蒲20 g、豨莶草15 g。

加减：言语不利者，加郁金、炙远志；心悸、喘息者，加炙甘草；肢体麻木者，加伸筋草、木瓜；肢体无力者，加续断、桑寄生、杜仲；小便失禁者，加桑螵蛸；血瘀重者，加莪术、水蛭。

中成药：脑心通胶囊，每次3粒，每日3次；脑安胶囊，每次2粒，每日2次；通心络胶囊，每次3粒，每日3次。

e. 阴虚风动证。

证候：眩晕耳鸣，手足心热，咽干口燥，舌质红而体瘦，少苔或无苔，脉弦细数。

治法：育阴熄风。

方药：镇肝熄风汤加减。煅龙骨20 g（先煎）、煅牡蛎20 g（先煎）、代赭石20 g（先煎）、炙龟板15 g（先煎）、水牛角粉30 g（先煎）、白芍15 g、玄参6 g、天冬20 g、麦冬20 g、天麻10 g、钩藤10 g、夏枯草15 g、川楝子10 g、女贞子20 g、茵陈5 g、青蒿10 g、炒谷芽15 g、炒麦芽15 g、山楂15 g、灯盏花20 g。

加减：夹痰者，加天竺黄、胆南星；失眠者，加首乌藤、合欢皮；半身不遂、肢体麻木者，加当归、赤芍、水蛭等。

中成药：大补阴丸，每次3丸，每日2次；知柏地黄丸，每次1丸，每日2次。

中经络针剂：可选用具有活血化瘀作用的中药注射液静脉滴注，如三七总皂苷注射液、灯盏细辛注射液、醒脑静注射液、疏血通注射液等。辨证属于热证者，选用具有活血清热作用的中药注射液静脉滴注，如血必净注射液、脉络宁注射液等。

（2）恢复期及后遗症期：本期患者的辨证论治均参照上述中经络进行。

（3）急性期常见变证的治疗：中风急性期重症患者出现顽固性呃逆、呕血等变证，须及时救治。

A. 呃逆。

a. 辨证论治。

Ⅰ. 如呃声短促不连续，神昏烦躁，舌质红或红绛，苔黄燥或少苔，脉细数，可用人参粳米汤加减（露洋参、粳米）以益气养阴，和胃降逆。

Ⅱ. 如呃声洪亮有力，口臭烦躁，甚至神昏谵语，便秘尿赤，腹胀，舌红，苔黄燥起芒刺，脉滑数或弦滑而大者，选用大承气汤加减。用药：生大黄20 g（后下）、芒硝15 g（冲服）、厚朴15 g、枳实15 g、黑丑50 g、白丑50 g、沉香粉3.5 g（冲服），以通腑泄热，和胃降逆。

Ⅲ. 如烦热症状减轻，但仍呃声频频，可予平逆止呃汤（经验方）治疗。用药：炒刀豆20 g、青皮10 g、枳壳10 g、旋覆花10 g（包）、制半夏10 g、枇杷叶15 g、莱菔子10 g、生姜10 g，以和胃理气降逆。兼有气虚者，可加生晒参。

b. 针刺：辨证针刺天枢、中脘、膻中、内关、足三里。

c. 穴位注射：氯丙嗪 5～25 mg 于足三里、内关穴位交替注射。

B. 呕血：出现呕血，神识迷蒙，面红目赤，烦躁不安，便干尿赤，舌质红，苔薄黄，或少苔、无苔，脉弦数者，可予犀角地黄汤加减。用药：水牛角 60 g（先煎）、生地黄 15 g、赤芍 10 g、牡丹皮 10 g，以凉血止血。或选用大黄黄连泻心汤，以及云南白药、生大黄粉或三七粉等鼻饲。如出现高热不退，可给予至宝丹、紫雪散以清热凉血。

3. 其他治疗

（1）缺血性中风病的中医药常规急救专科处理。

A. 凡患者无脱证者，先用三化汤通腑逐瘀以通畅气机。用药：生大黄 15 g，枳实 10 g，厚朴 15 g，羌活 5 g，水蛭、桃仁、红花各 10 g，石菖蒲 20 g，水煎服，或鼻饲，或灌肠。

B. 针刺：采用石氏醒脑开窍针法。

腧穴组成：主穴取双侧内关、人中、患侧三阴交，副穴取患肢极泉、尺泽、委中。根据合并症的不同，配以不同穴位。吞咽困难，配双侧风池、翳风、完骨；眩晕，配双侧天柱。

操作：主穴取先刺双侧内关，直刺 0.5～1.0 寸，采用提插捻转结合的泻法，施手法 1 min；继刺人中，向鼻中隔方向斜刺 0.3～0.5 寸，采用雀啄手法（泻法），以流泪或眼球湿润为度。再刺三阴交，沿胫骨内侧缘与皮肤成 45°斜刺，针尖刺到原三阴交的位置上，进针 0.5～1.0 寸，采用提撬补法；针感到足趾，下肢出现不自主抽动，以患肢抽动 3 次为度。

时间：每周针刺 5 次。

C. 常规吸氧、吸痰、口腔及前后二阴护理、预防压疮护理等。

D. 可选用以下设备：多功能艾灸仪、数码经络导平治疗仪、针刺手法治疗仪、特定电磁波治疗仪及经络导平治疗仪、智能通络治疗仪等。另还可选择推拿、熏洗、物理治疗等。

（2）针灸治疗：在脑梗死恢复方面是一种有效可行的方法，可应用于整个脑梗死过程。治疗偏瘫时多选取上下肢穴位，且以合谷、足三里、曲池、肩髃等阳明经穴为主进行治疗。若患者尿失禁，可选取百会、气海、关元、三阴交、中极等穴位进行治疗。

（3）推拿治疗：其应用大大丰富了康复训练的内容，推拿手法可以增加全关节活动度、缓解疼痛、抑制痉挛、被动运动等。常可采取滚法、揉法、捏法等进行治疗。在进行推拿过程中应注意手法的力度等，避免对患者造成强刺激。

（4）康复训练：目前认为康复训练宜较早开始，在患者病情稳定后即可开始，轻中度的患者发病 24 h 即可进行康复训练，且在耐受度允许的情况下进行每日 45 min 以上的康复训练。康复训练内容如下：

A. 良肢位摆放及体位改变：该过程贯穿整个偏瘫时期，是以软垫将肢体摆放成抗痉挛体位的方法，从而减少肩关节半脱位等并发症的发生。鼓励患侧卧位，从而减少痉挛；适当健侧卧位；避免半卧位，以免造成异常痉挛模式，影响肢体功能恢复；尽量避免仰卧位，从而减少压疮的发生。体位变化应 1～2 h 进行变动 1 次。

B. 被动关节活动度训练：对于意识不清、不能自主运动或病情尚未稳定的患者，应进行此项康复训练。目的是预防关节挛缩，并促进患者运动功能改善。进行该项康复训练时，宜取仰卧位，先健侧后患侧，在正常活动范围内缓慢、柔和地全方位活动关节（肩关节的活动度宜在正常的50%）。

C. 站立、步行康复训练：偏瘫、步态异常是影响脑梗死患者后期生活质量和日常生活能力的主要因素，研究证明，病情稳定后尽早开始离床进行站立、起坐等训练可提高患者3个月后的步行能力。故脑梗死患者应积极进行抗重力训练、患侧下肢负重支撑训练、下肢迈步训练及重心转移训练，以尽早恢复行走能力。

D. 语言功能康复训练：对于失语症患者，应积极与患者沟通，减少患者孤立感，并根据其听、说、读、写及复述障碍等进行指令训练、发音模仿训练、复述训练。

E. 吞咽功能障碍康复：对于有吞咽功能障碍的患者，应让其进行口轮匝肌训练、空吞咽训练、冰刺激、舌运动训练等，以获得安全、独立、充分摄取营养和水分的能力。

4. 名医经验

任继学教授认为中经络者应为络塞血瘀证，相当于现代医学中的脑梗死，治疗原则为急则治其标，缓则治其本。言中风治要有"开闭、固脱、豁痰、潜阳、化瘀、理气、填精、药禁、预防"，且每个环节均有其自己的治疗特色。如须开闭者可投白矾散等，待开闭之后再服他药；须固脱者予自拟方两救固脱饮；须豁痰者予自拟之涤痰散；须潜阳者予自拟方潜阳熄风煎；须化瘀者可投自拟方活络化瘀散、醒脑通脉散。予自拟理气反正汤以理气，自拟益脑丸以填精益髓；禁用荆芥、防风、麻黄、独活、苏叶、细辛等解表发散之品，慎用干姜、肉桂、鹿茸、人参再造丸、大活络丹等辛燥助阳、耗伤阴液之品，以防加重病情。

（二）西医治疗

1. 一般治疗

脑梗死患者气道功能障碍者需要保持呼吸道通畅并吸氧，进行24 h心电监测；体温升高者积极寻找原因并处理，存在感染时予抗感染治疗，体温不低于38.0 ℃时进行降温处理；若准备血管再通处理，血压水平不超过180/100 mmHg；若不进行血管再通，血压水平不超过200/100 mmHg；病情稳定后应将血压长期控制在140/90 mmHg以下，可进一步降至130/80 mmHg以下；对于脑梗死后低血压患者，应积极寻找原因并处理；血糖应控制在7.7～10 mmol/L；积极控制血脂，LDL-C水平遵循"1850"原则，即LDL-C可降至1.8 mmol/L，或至少降低原有水平的50%。脑水肿与颅压增高者可应用甘露醇、呋塞米、白蛋白、甘油果糖等进行治疗，若药物治疗效果不佳的大面积脑梗死病人可采取去骨瓣减压术/脑室引流术；孤立发作一次或急性期痫性发作控制后不宜长期应用抗癫痫药物；卒中2～3个月后发作癫痫者应进行长期药物治疗；鼓励患者尽早活动、抬高下肢，尽量避免下肢静脉输液（尤其是瘫痪侧），减少深静脉血栓形成和预防肺栓塞。

2. 特殊治疗

（1）溶栓治疗：脑梗死患者应在时间窗内积极进行溶栓治疗，我国主要使用重组组织型纤维溶酶原激活剂（recombinant tissue plasminogen activator，rt-PA）及尿激酶作为溶栓的药物，目前的治疗时间窗是 rt-PA 在 4.5 h 内，尿激酶在 6 h 内。可分为静脉溶栓和动脉溶栓。静脉溶栓时 rt-PA 可按 0.9 mg/kg（最大剂量 90 mg）的剂量静脉滴注，1 min 静脉注射 10%，其余 1 h 内静脉滴注。尿激酶 100 万～150 万国际单位，溶于 100～200 mL 生理盐水中静脉滴注，持续 30 min。动脉溶栓时 rt-PA 用量为静脉溶栓的 1/3，尿激酶不超过 60 万国际单位。溶栓 24 h 后应尽快进行抗血小板治疗，24 h 内禁用抗凝药物。

（2）抗凝治疗：若不符合溶栓治疗且无禁忌者应尽早给予口服阿司匹林 150～300 mg/d，发病后 24 h 内的轻型脑梗死患者［美国国立卫生研究院卒中量表（National Institute of Health Stroke Scale，NIHSS）评分小于 3 分］，可予阿司匹林联合硫酸氢氯吡格雷进行双抗治疗 3 周。

（3）分水岭脑梗死患者可进行扩容治疗。

（4）降纤治疗：高纤维蛋白血症者且严格评估后可进行此治疗，常用巴曲酶及降纤酶等。

（5）神经保护治疗：针对脑梗死缺血再灌注损伤及急性缺血后脑损伤机制的阻断药物均可作为神经保护治疗剂。如清除氧自由基的药物依达拉奉、促进脑细胞代谢的胞磷胆碱等药物。

此外，机械取栓、血管形成术和支架植入术等手段近年来越来越受到重视。

3. 其他治疗

（1）丁基苯酞：是近年国内开发的Ⅰ类新药。研究表明丁基苯酞可显著改善神经功能缺损和提高自理能力。

（2）人尿激肽酶：与丁基苯酞同为近年国内开发的Ⅰ类新药。研究表明，人尿激肽酶能明显改善脑梗死患者的功能结局。

（3）出血转化治疗：心源性脑栓塞、大面积脑梗死、神经功能评分较高、占位效应、早期低密度征、年龄大于 70 岁，伴有糖尿病的患者，应用抗栓药物（尤其是抗凝药物）或溶栓药物等易出血转化。此时应停用有出血风险的药物。

4. 脑梗死的二级预防

脑梗死后有效的二级预防是减少脑梗死复发和死亡的重要手段，包括危险因素控制、抗血小板药物的应用、心房颤动患者的抗栓治疗、动脉狭窄的治疗。

五、转归与调护

（一）转归

中风病的转归预后与体质强弱、正气盛衰、邪气深浅、中风轻重及治疗、调护是否得当等相关。若为中经络者，恢复良好。若初起神昏，逐渐神清者，为"顺"，预后良好；若初起神清，渐现神昏者，为"逆"，预后不良。若出现饮水呛咳、高热、呃逆等变证时，则病势凶险，预后差。

（二）调护

一部分中风患者常常有先兆症状，常表现为多次发作的一过性头晕、肢体麻木等，应及早治疗，达到来病先防的目的。密切观察病情变化，注意神志、瞳神、气息等的变化，并防治压疮、肺部感染、口腔感染、窒息等的发生。

恢复期及后遗症期的患者，条件允许的情况下可适当锻炼，如打太极拳。此外，饮食不宜辛辣，戒烟限酒，避免情志刺激，保持情绪稳定和心情舒畅。

六、疗效判定标准

（一）中医疗效判定标准

1. 计分方法

（1）神志状态：神志清醒4分；神志恍惚（思睡、唤醒后能与人言）3分；神志迷蒙（嗜睡，呼之答不确切）2分；神昏1分；昏聩（神昏同时兼有脱证）0分。

（2）语言表达：正常4分；一般表达，命名不能3分；说话成句而表达不全2分；不能说单词、词组1分；语言不能或基本不能0分。

（3）上肢肩关节：正常4分；上举全而肌力差3分；上举平肩或略过肩2分；上举不到肩1分；不能动或前后略摆动0分。

（4）上肢指关节：正常4分；手指分别动作有效而肌力差3分；握拳伸指2分；屈指、握不成拳、不会伸1分；不会动0分。

（5）下肢髋关节：正常4分；抬高45°以上3分；不足45°计2分；摆动能平移1分；不能动0分。

（6）下肢趾关节：正常4分；伸屈自如但力弱3分；伸屈不全2分；略动1分；不会动0分。

（7）综合功能：生活能自理，自由交谈4分；独立生活，简单劳动而有部分功能不全3分；可行走，部分自理，尚需人辅助2分；可站立迈步，需人随时照料1分；卧床0分。

2. 疗效判定

满分28分，起点分最高不超过18分，其疗效判定如下：

恶化：病情加重积分减少或死亡者。

无效：积分增加不足4分者。

有效：积分增加超过4分者。

显效：积分增加超过10分者。

基本痊愈：积分达24分以上者。

（二）西医疗效判定标准

通过NIHSS、Glasgow昏迷量表（Glasgow Coma Scale，GCS）评价神经功能缺损程度，如意识、肢体偏瘫、面瘫、失语等；通过Barthel指数评价日常生活能力，如吃饭、穿衣、活动能力等；通过改良Rankin量表评价病残程度或日常生活的依赖性。

（三）神经功能缺损症状与并发症评价

必要时针对患者出现的神经功能缺损症状和并发症进行评价，可通过实验室检查和相关量表进行评价，如使用简易精神状态量表（mini-mental state examination，MMSE）评价认知功能、脑电图评价癫痫、洼田饮水试验评价吞咽障碍、汉密尔顿抑郁焦虑量表评价卒中后抑郁焦虑状态等。

第六章

风湿免疫系统疾病

第一节 痛风

早在《内经》《金匮要略》中就有对痛风的形象描述,如"走痛于四肢关节如虎啮之状""夜则痛甚""多为赤肿灼热""足跗肿甚""稍有触动其痛非常"。金元时期《丹溪心法》提出了痛风的病名,但不同于现代所指的痛风病,直到清代才明确痛风病的病名与具体症状,汪昂曰:"症见四肢上或身上一处肿痛,或移动他处,色红不圆块,参差肿起,按之滚热,便是痛风。"谢映庐在《得心集医案》中所述的"稍一触动,其痛非常,适俯转侧不敢稍移,日夜翌坐者……痛楚彻骨,手不可摸",进一步说明了痛风的特点。痛风属痹证范畴,但以痛痹、热痹居多。

一、病因病机

痛风发生的主要原因在于先天肝肾功能失调,脾之健运功能缺陷,导致痰浊内生,日久从热而化,形成湿热痰浊内蕴,肾司二便功能失调,则痰浊湿热、排泄缓慢、量少,以致湿热痰浊内聚,若逢此人嗜食肥美醇厚之品,则内外合邪,湿热痰浊流注关节、肌肉、骨骼,气血运行受阻,形成痹痛历节。

(一)嗜食醇美,痰浊内生

饮食不节,嗜食膏粱醇美之品,伤及脾胃,脾失健运,胃失和降,饮食不化,精微反酿痰浊,痰浊阻滞经络,气血凝滞不运,发为痛风。正如《张氏医通》所云:"肥人肢节痛,多是风湿痰饮流注……壮年人性躁,兼嗜厚味,患痛风挛缩,此挟痰与气证。"指出壮年、肥胖之人,贪嗜厚味易引发气滞痰阻的痛风病。

(二)脏腑积热,湿毒流注

素体阳盛,脏腑积热,湿热内伏,热郁成毒,湿聚成肿,湿热毒之壅于血脉,循于经络,攻于骨节,发为痛风。《外名秘要》中的"热毒气从脏腑中出,攻于手足,则赤热肿痛也,人五脏六腑井荥输,皆出于手足指,故此毒从内而出,攻于手足也",说明了湿热熏蒸脏腑,发为痛风的病因病机。

(三)邪郁病久,痰瘀痹阻

患病日久,脾虚湿聚为痰或热灼津液为痰,痰浊阻滞,瘀血内生。痰瘀相搏,凝聚骨节,致痛风渐重。正如清代林佩琴在《类证治裁·痹证》中说:"久而不痊,必有湿痰败血,瘀滞经络。"此类型多为慢性病日久,其代谢物排泄障碍引起的继发性痛风。

(四) 脏腑受损，阴阳失调

痛风反复发作，必致脏腑受损，阴阳失调，表现为两种类型。

1. 湿热久羁，肝肾阴虚

痛风日久，湿热伤阴，或房劳过度，肝肾精亏，阴虚火旺，熏灼津液，脉络瘀滞，湿热伤筋灼骨，形成该证。正如《金匮要略·中风历节病脉证并治》所说的"味酸则伤筋，筋伤则缓，名曰泄；咸则伤骨，骨伤则痿，名曰枯。枯泄相搏，名曰断泄。荣气不适，卫不独行，荣卫俱微，三焦无所御，四属断绝，身体羸瘦，独足肿大。黄汗出，胫冷。假令发热，便为历节也"，不但指出痛风与饮食有关，还指出本病迁延日久，伤及肝肾，导致痛风性肾病等表现。

2. 浊毒留恋，脾肾阳虚

痛风反复发作，浊毒流注脏腑，浊毒困脾，脾阳更伤，脾虚及肾，肾阳亦虚，湿浊瘀毒攻及脾肾，则脾肾衰败，发为关格、水肿、黄汗等证。正如《金匮要略·水气病》所云："黄汗之病，两胫自冷；假令发热，此属历节。……若身重，汗出已辄轻者，久久必身瞤，则胸中痛，又从腰以上必汗出，下无汗，腰髋弛痛，如有物在皮中状，剧者不能食，身疼痛，烦躁，小便不利，此为黄汗。"指出痛风晚期，脏腑功能衰竭的表现。

二、辨证要点

痛风性关节炎多由于素体阳盛，脾胃郁热，复因饮食不节，嗜食肥美醇甘，伤及脾胃，脾失健运，聚湿生痰，久蕴不解，酿湿化浊，蕴结成毒，湿热瘀毒流注关节，则关节肿胀疼痛，附筋着骨则生痛风结节，日久则流注脏腑，加重脾运失司，升降失常，穷则及肾，脾肾阳虚，浊毒内蕴，发为石淋、关格。本病以脾肾失调、脏腑蕴热为本，以湿热、痰瘀、浊毒为标。而"毒"是本病关键的病理因素。毒由体内湿热痰瘀之邪蓄积蕴化所成。若邪未化毒，则表现为痛风性关节炎稳定期；若邪已化毒，则关节剧痛、肿胀、皮色红，甚则发亮，触之灼热。毒侵脏腑则导致脏腑功能失调，积重难治。现代医学认为本病是高尿酸血症导致尿酸盐沉积所致，这种体内蓄积过度产生的、对机体有毒害作用的物质，中医称为"毒"，又据其处于发作期时多属热毒，侵犯脏腑时多属浊毒而须分期论治。值得注意的是，痛风性关节炎与外感风寒湿热等六淫外邪无直接关系，不同于一般的痹证，病因病机有独特之处，所谓"痛风非风，责之湿热瘀毒"。

三、治疗原则

(一) 解毒、化毒是关键

解毒即苦寒直折，清热解毒，运用于痛风性关节炎发作期。关节红肿热痛，兼全身热毒之象明显者，重用山慈菇、白花蛇舌草、金银花、蒲公英等；若热象不著，湿毒偏重者，表现为关节肿痛色暗，触之不热，则重用土茯苓、萆薢、防己、黄柏化湿解毒；若夜间痛重，局部瘀肿者，以瘀毒为主，加大黄、赤芍、牡丹皮、虎杖、鸡血藤等化瘀通络解毒；若痰毒为主，关节畸形、结节者，用白芥子、皂角刺、夏枯草、牡蛎等化痰散结。

化毒即祛除未化之毒，常用健脾化湿的茯苓、白术，清热化湿的薏苡仁、苍术、黄柏等。

（二）排毒是当务之急

排毒指通利前后二阴，使毒从二便尽快排出，以达到洁净脏腑之效。常用萆薢、猪苓、泽泻、金钱草、车前草、滑石以通利小便；大黄以下大便，使毒有出路。现代药理学研究证实，山慈菇含有秋水仙碱成分，能有效减少痛风发作。土茯苓、萆薢能增加尿酸排泄，降低血尿酸。此外，大黄、车前子、地龙、土鳖虫等也有促进尿酸排泄、降低血尿酸的作用；山慈菇、滑石还具有碱化尿液的作用。

（三）调整脏腑功能应贯穿始终

调整脏腑功能包括患者与医生两方面的责任。

1. 患者的自我调整

在风湿病治疗中，痛风是将患者自我治疗列入基本治疗的唯一疾病，可见其重要性。饮食控制是治疗效果的基本保证，特别是在痛风性关节炎急性发作期，患者应严格遵守饮食禁忌，使病情尽早得到控制。

2. 调理脾胃、脾肾功能

痛风的脏腑功能失调在早期表现为脾胃功能失调、脾失健运、湿浊内生，故应以健脾和胃、化湿泄浊、解毒通络为主要治疗原则。晚期脾病及肾，湿浊下注伤肾，形成脾肾俱损，则应据阴虚湿热及阳虚湿浊的不同采用滋阴通络、清热化湿及滋补脾肾、利湿化浊之法治疗。

四、辨证论治

（一）急性发作期

1. 湿热毒蕴型

（1）症状：足趾关节皮肤色红、肿胀，局部灼热，行走艰难，疼痛剧烈如虎之啮，昼轻夜重，伴全身发热，烧灼汗出，溲赤便秘。舌质红，苔黄腻，脉滑数。

（2）证候分析：素体湿热偏盛，复因饮食不节，嗜酒恣饮，过食肥美，以致湿热内生，湿热之邪流注肢体关节，痹阻经络，故关节疼痛肿胀；因有毒邪作祟，故关节红肿、热痛剧烈，疼痛如虎之啮；夜则血行迟缓，热壅血瘀，故昼轻夜重；热毒炽盛，充斥全身上下，故发热；热毒熏蒸，津液外泄，故烧灼汗出。舌红苔黄、脉滑数为湿热毒炽盛之征象。

（3）治法：清热解毒，利湿通络止痛。

（4）处方：山慈菇汤（自拟方）。山慈菇30 g、金银花30 g、蒲公英15 g、紫花地丁15 g、赤芍15 g、牡丹皮10 g、虎杖10 g、土茯苓15 g、萆薢15 g、秦皮15 g、甘草6 g。

（5）方解：山慈菇、金银花、蒲公英、紫花地丁均有清热解毒、消肿止痛之功；牡丹皮、赤芍清热凉血，活血散瘀，通络止痛，凉血而不留瘀，活血而不动血；土茯苓清利湿热，通利关节；虎杖清热解毒，活血祛瘀，另有泻下通便之功，给邪以出路；萆薢利湿浊，祛风湿；秦皮清热燥湿；诸药合用，共奏清热解毒、利湿通络止痛之效。现代中药药理实验证明，山慈菇含有秋水仙碱，有降低血尿酸作用，土茯苓有降低血尿酸、促进尿酸排泄的作用，现代药理研究发现，土茯苓具有保护肾脏的作用，用于本方中既能清热利湿，又能预防痛风对肾脏的进一步损害。

（6）加减：发热甚者，加生石膏 30 g、知母 10 g，以清热；关节疼痛难忍者，加炙乳香 10 g、炙没药 10 g、元胡 15 g，以活血止痛；关节肿胀严重者，加防己 10 g、络石藤 20 g、海桐皮 10 g，以通络消肿；若身热不扬或汗出热不解，口渴不欲饮，大便黏滞不爽，舌苔黄腻，脉滑数者，为湿热较重，以四妙丸（《成方便读》）加味尤佳，方用苍术、黄柏、薏苡仁、牛膝、忍冬藤、木瓜等。

2. 浊毒痹阻型

（1）症状：足趾或关节肿胀为主，疼痛难耐，皮肤暗红，触之灼热不明显，关节重着，脘闷纳呆，大便黏滞不爽，口不渴。舌质暗红，苔白腻，脉滑。

（2）证候分析：湿浊留于体内，流注关节，故关节肿胀为主；湿性重着，故关节重着；毒邪攻于关节，故疼痛难耐；湿浊阻滞气机，气机运行不畅，胃失和降，故脘闷纳呆；湿阻脾胃，脾失健运，湿停胃肠，气机不利，故大便黏滞不爽；热象不显未伤津，故口不渴。舌质暗红、苔白腻、脉滑为湿浊瘀血阻滞之象。

（3）治法：利湿化浊，解毒通络。

（4）处方：萆薢丸加减（《太平圣惠方》）。萆薢 30 g、牛膝 20 g、丹参 30 g、白术 15 g、枳壳 10 g、土茯苓 20 g、泽泻 10 g、薏苡仁 30 g、秦艽 15 g。

（5）方解：萆薢利湿浊、祛风湿；牛膝祛风湿，且可引药下行；薏苡仁、白术健脾利湿；土茯苓清利湿热，通利关节；秦艽祛风湿，止痹痛，清湿热，除风湿而舒筋，搜风而祛湿；泽泻甘淡寒以利水渗湿，使邪从小便而出；丹参凉血活血，通络止痛；枳壳行气以助丹参活血止痛。诸药合用共奏利湿化浊、解毒通络之效。

（6）加减：若关节冷痛者，加附子 10 g，以温阳散寒；若风寒偏盛，关节走窜疼痛者，加防风 10 g、羌活 10 g、独活 10 g，以祛风通络；关节疼痛严重者，加蚕沙 10 g、川芎 10 g，以祛风湿，通络止痛；瘀血严重者，加桃仁 10 g、红花 10 g、王不留行 10 g、皂角刺 10 g，以活血化瘀。

（二）慢性关节炎期

1. 湿热留恋型

（1）症状：关节疼痛重着，筋脉拘急，四肢关节漫肿，足不能履地，行走困难，溲黄口苦，纳呆烦闷。舌质红，苔黄厚腻，脉滑数。

（2）证候分析：本病多由风湿痹阻型迁延不愈转化而来，素有痰湿，外邪引动，日久痰湿化热，湿热相搏，留恋不去而成。湿盛则肿，关节肿胀明显，且水湿易于停留下焦，蕴化为热，则口苦溲黄。本证最为缠绵，病程易于反复。

（3）治法：清热利湿，化浊通络。

（4）处方：萆薢分清饮（《医学心悟》）。萆薢 30 g、黄柏 10 g、石菖蒲 15 g、土茯苓 15 g、白术 10 g、莲子心 10 g、丹参 30 g、车前子 10 g。

（5）方解：方中用萆薢以利湿去浊，祛风除湿；石菖蒲辛香，合车前子以利水湿，使湿邪从小便而去，二药助萆薢利湿去浊之力；土茯苓"健脾胃，强筋骨，去水湿，利关节"（《本草纲目》）；脾失健运，加白术以补气健脾，燥湿利水；莲子心、黄柏，性寒，清热泻火，合萆薢、土茯苓清利湿热；丹参活血化瘀，通络止痛。诸药合用共奏清热利湿、化浊通络之效。

（6）加减：痛剧者，加炙没药 3～5 g，以活血止痛；肿甚，加大腹皮 10 g、槟榔 10 g、泽泻 10 g、穿山龙 15 g，以利水消肿；痰多，加制南星 10 g、法半夏 15 g、炒白芥子 10 g、竹沥 10 g，以化痰；热象明显，加苦参 10 g、滑石 10 g，以清热；脾胃失和者，可予参苓白术散加减。

2. 痰瘀痹阻证

（1）症状：关节疼痛反复发作，日久不愈，时轻时重，关节肿痛固定不移，强直畸形，屈伸不利，皮下结节，或皮色紫黯。舌淡胖，苔白腻，脉弦或沉涩。

（2）证候分析：平素过食膏粱厚味，痰瘀互结，凝滞关节日久，气血津液运行不畅，经脉痹阻，痰瘀交结而致关节肿大畸变，形成结节，经常见于病程较长的痛风患者。

（3）治法：活血化瘀，化痰通络。

（4）处方：上中下痛风方（《医学入门》）。天南星 10 g、桃仁 10 g、红花 10 g、川芎 10 g、威灵仙 10 g、土茯苓 20 g、萆薢 10 g、苍术 12 g、防己 10 g、神曲 10 g。

（5）方解：天南星入肝经，能燥湿、祛风痰、通络脉；桃仁、红花活血祛瘀，通络止痛；川芎为"血中气药"，既能活血，又能行气，"旁通络脉"以祛风、活血、止痛；苍术、防己、威灵仙、萆薢合用，祛风除湿、止痛；防己下行，除湿热；威灵仙上下行，除上下之风湿，通络止痛；土茯苓解毒除湿，通利关节；神曲消食和胃、健脾化痰，消中焦陈积之气。本方寒热并用，共奏清热燥湿、化痰祛风之效。

（6）加减：皮下结节，可选加白芥子 10 g，以消痰散结；关节疼痛较甚，可选加三棱 10 g、莪术 10 g、土鳖虫 10 g，以活血止痛；关节久痛不已，可加僵蚕 10 g、乌蛇 10 g、炮山甲 10 g，以通络止痛；久病体虚，酌加党参 10 g、黄芪 10 g 之类补益元气。

（三）晚期

晚期指痛风反复发作，迁延不愈，致脏腑受损，阴阳失调，此期已为难治之证。

1. 肝肾阴虚

（1）症状：关节肿大变形，关节周围硬石累累，关节疼痛，活动受限，屈伸不利。腰膝酸软，潮热盗汗，心烦失眠，小便频数，时有尿急、尿痛。舌红苔少，脉细数。

（2）证候分析：痛风治疗未能坚持，或久治不愈，湿热之邪化火灼阴，或房劳过度，伤及肝肾之阴，肝主筋，肾主骨，肝血不足则筋失所养，关节活动受限，屈伸不利；肾精亏损，则骨髓空虚，骨枯不荣，则关节变形；湿浊毒邪沉于关节，则关节周围硬石累累；腰为肾之府，膝为筋之聚，肝肾亏虚，则腰膝失于荣养，故腰膝酸软；肾阳不足，阳不敛阴，故潮热盗汗；肾阴不能上济心火，心火独亢，扰动神明，故心烦失眠；若阴虚内热，湿热下注，则尿频、尿急、尿痛。舌红、苔少、脉细数也为肝肾阴虚、阴虚火旺之象。

（3）治法：滋补肝肾，清利湿热。

(4) 处方：知柏地黄丸加减（《景岳全书》）。知母10 g、黄柏10 g、生地黄15 g、山茱萸10 g、山药10 g、泽泻10 g、萆薢15 g、牡丹皮10 g、土茯苓15 g。

(5) 方解：黄柏、知母清热利湿，滋阴降火；生地黄清热凉血；山药补脾固精；山茱萸养肝涩精；牡丹皮清泄肝火，并制山茱萸之温；土茯苓解毒除湿，通利关节；泽泻、萆薢利水祛湿，寓泻于补，补中有泻，相辅相成。诸药合用以滋补肝肾、清利湿热。

(6) 加减：尿血者，加小蓟15 g、白茅根10 g，以清热利尿，凉血止血；尿中夹有砂石者，加石韦10 g、海金沙10 g、金钱草30 g，以利尿通淋；尿频、尿急者，加滑石10 g、车前子10 g，以利水通淋；腰腹绞痛者，加元胡15 g、白芍15 g，以缓急止痛。

2. 脾肾阳虚

(1) 症状：关节冷痛，畏寒肢冷，面色白，气短乏力，纳呆呕恶，腹胀便溏，面浮肢肿，尿少或尿浊。舌淡胖，苔薄白，脉沉细无力。

(2) 证候分析：痛风日久，脾气虚弱，日久伤阳，或湿浊郁久，损伤阳气，或石淋久治不愈，耗伤肾气，导致肾阳虚衰，终至脾肾阳虚。阳虚肢体关节失于温煦，则肢体冷痛，畏寒肢冷；脾为后天之本，又主四肢，脾气不足，四肢失于荣养，气短乏力；脾失健运，胃失和降，故纳呆、呕恶、腹胀；脾肾阳虚，水湿不运，泛溢肌肤，故面浮肢肿；肾阳虚，气化不利，故尿少；湿浊下注，则尿浊。舌脉亦为脾肾阳虚之象。

(3) 治法：健脾温肾，利湿化浊。

(4) 处方：萆薢分清饮（《丹溪心法》）。萆薢15 g、益智仁15 g、石菖蒲10 g、乌药10 g、土茯苓10 g、甘草6 g、附子10 g、白术15 g。

(5) 方解：萆薢为君，以分清泄浊、祛风除湿、舒经通络；菖蒲为臣，以化浊除湿，并祛膀胱虚寒，助萆薢分清化浊之力；佐以益智仁、乌药，温肾阳，暖膀胱；土茯苓能除湿、通利关节；白术补肾健脾，燥湿利水；附子中温脾阳，下补肾阳，与诸药配合共奏健脾温肾、利湿化浊之效。

(6) 加减：畏寒肢冷甚者，加肉桂5 g、巴戟天15 g，以温经散寒；气短乏力明显者，加黄芪10 g、党参15 g，以补气；水肿明显者，加泽泻10 g、茯苓皮15 g，以利水消肿；尿少者，加肾气丸温阳利水；心悸者，加桂枝10 g、茯神10 g，以温通心阳、止悸动；关节疼痛者，加秦艽15 g、细辛3 g，以祛风湿、止痹痛；腰酸体倦者，加杜仲10 g、续断10 g，以补肝肾、强筋骨。

五、预防与调摄

痛风如经及时治疗，并注意调养，可使发作减少，以至完全治愈。反复频繁地发作，不仅重伤气血，而且可导致关节肿胀、畸形、活动受限，影响正常的工作生活。

（一）预防

(1) 节饮食：避免大量进食虾、蟹、动物内脏等高嘌呤食物，宜食清淡、易消化之品。蔬菜、水果可适当多吃，严格戒酒，多喝碱性饮料，并多饮水，促进尿酸排泄，保持大小便通畅。

(2) 防外邪：避免居处潮湿，劳作汗出以后，要及时更换内衣，夏季切忌贪凉，冬季注意保暖。

(3) 勤锻炼：患者可选择适合于自己年龄和爱好的体育项目进行体育锻炼，以增强气血流通，使筋骨坚强有力，但不可过度，以防加重病情。

(4) 避免诱因：避免过度劳累、精神紧张、关节损伤等诱因。

(二) 调摄护理

(1) 发病期间应卧床休息，但卧床时间不宜过长，待疼痛缓解后，可下地活动。

(2) 饮食应选择清淡、易于消化者，若经检查血尿酸浓度高于正常值者，应限制高嘌呤动植物饮食摄入量，可适当补充新鲜蔬菜及水果。

六、医家经验

(一) 朱良春

朱良春认为本病似风非风，责诸浊毒瘀滞，在治疗上应恪守泄浊化瘀大法，重用土茯苓、萆薢。

痛风乃浊毒滞留血中，不得泄利，日久滞甚，或与外邪相合，瘀结为害，且此浊毒生于内，而非受于外。临床上常用土茯苓、萆薢、生薏仁、泽兰、泽泻、全当归、桃仁、红花等药为基础方，降泄浊毒，活血化瘀。方中常加入祛风通络之品，如豨莶草、威灵仙、老鹳草、鸡血藤、乌梢蛇、广地龙等。重用土茯苓、萆薢是朱良春治疗本病的独特之处。土茯苓一般每日用30~120 g，萆薢用15~45 g。

(二) 曲竹秋

曲竹秋认为本病急性关节炎期以湿、热之邪为主，湿热之邪相互搏结，流注关节，壅滞经络，不通则痛。热邪与人体气血相搏则见关节肿胀、疼痛，局部皮肤发红、发热等。湿为阴邪，易袭阴位，故患者发病部位多在下肢关节，且尤以足趾关节多见；湿邪重浊、黏滞，得之则难以速去，故病程缠绵难愈。证属热痹，治疗以清热利湿、凉血活血、通络止痛为原则。以四妙散合五味消毒饮加减，基础方为苍术、黄柏、薏苡仁、牛膝、金银藤、连翘、蒲公英、紫花地丁、野菊花、山慈菇、泽泻、车前子、牡丹皮、赤芍、秦艽、土茯苓、鸡血藤。

慢性关节炎期以湿、热、瘀为主，疾病迁延不愈，气血运行不畅则生瘀，且日久湿聚为痰，瘀久化热，湿、热、瘀三者相互搏结，留滞筋骨关节，致关节肿胀，变形。湿热瘀伏于体内，若遇外邪、起居不慎、饮食不节引动，随即发病。辨证属久痹，以活血通络为主，清热利湿为辅，此期患者，方以桃红四物汤合四妙散加减，基础方为桃仁、红花、当归、川芎、牡丹皮、赤芍、鸡血藤、黄柏、苍术、薏苡仁、牛膝、土茯苓、白花蛇舌草等。

(三) 姜良铎

姜良铎认为本病病机关键是浊毒瘀滞，故治疗上当以排泄浊毒，打通人体的排毒管道为法。采用萆薢、蚕沙、猪苓、茯苓为主药，清化湿热、浊毒，辅以虎杖清热解毒，乳香、没药活血化瘀止痛，路路通开闭通络。同时，在排泄浊毒的基础上，针对个体特点，辅以利湿、清热、化瘀、消痰、清肝、养阴、益气诸法。本病初期以浊毒湿邪蕴阻关节，局部红肿热痛，关节不可屈伸多见，治法以泻浊排毒为主，以萆薢、蚕沙、猪苓、茯苓为君药，随症加减。日久关节症状反复发作，正气耗伤，并可有气短、乏力、腰膝酸软、口干不欲饮、腹胀纳呆、大便溏薄不化、肢体肿胀困重、舌淡暗、苔少、脉细的脾肾虚水湿内停之象，治疗当加以扶正之品，如杜仲、巴戟天、黄芪、石斛等。

（四）周乃玉

周乃玉认为"瘀浊凝滞"为痛风病因病机之关键，因此，治疗痛风强调"泄浊化瘀"，同时要审证权变、标本同治。周乃玉强调分期用药，在急性期，湿、浊、瘀、热在血脉，辨证为湿热浊毒，瘀滞血脉，闭阻关节，治以清热解毒、泄浊化瘀、通利关节，方用五味消毒饮合大黄䗪虫丸加减；在慢性期，湿、浊、瘀、热在经络及骨节，辨证为痰湿浊毒，滞于经脉，附于骨节，治以利湿解毒、泄浊化瘀、通痹散结，方用仙方活命饮合二妙丸加减；在缓解稳定期，治以健脾利湿、解毒消肿、活血化瘀，方用薏苡仁汤合桃红四物汤加减。

（五）张琪

张琪认为本病病机为湿热痰瘀，交阻为患，其中湿热是起病的重要始动因素，湿热、痰浊、瘀血，三者之间往往形成恶性循环。在治疗上，提出以淡渗利湿、苦寒清热、活血通络三法组合成方，相互协同，切合病机。淡渗利湿之品首选土茯苓，张琪认为其淡渗利湿解毒，为治疗湿痹要药，但是本品的用量必须强调，一般用量为30～50 g，量小则效果不明显。张琪还善用萆薢，认为其除了能分清化浊，还能除湿、利关节，治疗湿痹，《本草正义》谓其"能流通脉络而利筋骨"。一般以黄柏、苍术为药对，即取法二妙散之意，二者配伍，一温一寒，清流洁源，标本兼顾，使湿热得除，症状缓解。此外，他还善用苦参、防己，取法李东垣当归拈痛汤，其中苦参清热、燥湿、利尿，防己苦寒，《本草求真》谓其"泻三焦湿热以及风水要药"。张琪认为此药具有祛风、清热、利湿三重功效，为治疗痛风的良药。

（六）汪履秋

汪履秋认为阴寒凝滞为痛风本象，故治痛风主以温散走窜，寓以守敛，方剂主以五积散化裁，散寒化湿，通浊痹，且重用麻黄10～15 g。

（七）刘友章

刘友章认为本病属本虚标实，湿、热、痰、瘀为病机关键，而寒湿者较少。临床强调分期治疗，并把握"湿"这一关键环节。急性发作期治以清热、利湿、解毒，方用四妙散加减；间歇期治以祛风除湿、健脾和胃，方用四君子汤加减。

（八）唐汉钧

唐汉钧认为痛风发病的根本原因是脾气不健、肝肾亏虚，故对痛风的治疗非常重视从脾肾论治。急性期以清热利湿、通络止痛为主，以萆薢渗湿汤、四妙散、犀角地黄汤加减；慢性期以健运脾胃、调补肝肾为主。

（九）张永杰

张永杰认为本病病变脏腑在脾、肾两脏，其本为脾肾泌别清浊功能失调，其标为湿热痰瘀之邪阻滞，应审清标本轻重缓急，分期辨证论治。急性发作期，治以化瘀泄浊、清热解毒、通络止痛。土茯苓、威灵仙、萆薢为必用之药，且用量在 30～60 g；间歇期当以调节脾肾升清降浊功能以治其本，佐以化瘀泄浊渗利治其标。

（十）吕兰凯

吕兰凯认为痛风的治疗大法是化痰泄浊通络、补肾健脾强肝。高尿酸血症期治以补益肝肾、化痰泄浊、活血化瘀。急性痛风性关节炎治以清热通腑、凉血解毒、通络止痛。慢性痛风性关节炎治以健脾补肾、化痰散结、祛瘀通络。

七、经典论述

《丹溪心法》："痛风者，四肢百节走痛，方书谓之白虎历节风证是也。大率有痰、风热风湿，血虚。因于风者，小续命汤；因于湿者，苍术、白术之类，佐以竹沥；因于痰者，二陈汤加酒炒黄芩、羌活、苍术；因于血虚者，当归、川芎之类，佐以红花、桃仁。大法之方，苍术、川芎、白芷、南星、当归、酒黄芩，在上者加羌活、威灵仙、桂枝，在下者，加牛膝、防己、木通、黄柏；若血虚宜多用川芎、当归，佐以桃仁、红花、桂枝、威灵仙。凡治痛风，取薄荷味淡者，独此能横行手臂，领南星、苍术等药至痛处。""又有痛风而痛有常处，其痛处赤肿灼热，或浑身壮热，此欲成风毒，宜败毒散。"

《格致余论》："痛风者，大率因血受热已沸腾，其后或涉冷水，或立湿地……热血得寒，污浊凝涩，所以作痛。"

《证治要诀》："筋骨疼者，俗呼为痛风，或痛风而游走无定，俗呼为走注风。并宜乌药顺气散，合煎复元通气散。咽地仙丹或青龙丸，未效，用大防风汤，或五积散调乳香末。"

《景岳全书》："风痹一证，即今人所谓痛风也。"

《赤水玄珠》："行痹者，行而不定也，今称为走注疼痛及历节风之类是也。痛痹者，疼痛苦楚，世称为痛风及白虎飞尸之类是也。"

《医门法律》："痛风一名白虎历节风，实即痛痹也。"

《医学正传》："夫古之所谓痛痹者，即今之痛风也。诸方书之谓之白虎历节风，以其走痛于四肢骨节，如虎咬之状，而以其名命之耳。"

《外台秘要》："热毒气从脏腑中出，攻于手足，则赤热肿痛也，人五脏六腑井荥输，皆出于手足指，故此毒从内而出，攻于手足也。""彼痛风者，大率因血受热，已自沸腾，其后涉于冷水，或立湿地，或扇风取凉，或卧坐当风，寒凉外搏，热血得寒，污浊凝涩，所以作痛。夜则痛甚，行于阴也。治法以辛热之剂，流散寒湿，发腠理，其血得行，与气相和，其痛自安。然亦有数种，治法稍异。""白虎病者，大都是风寒暑湿之毒，因虚所致，将摄失理，受此风邪，经脉结滞，血气不行，蓄于骨节之间，或在四肢，肉色不变，其疾昼静而夜发，发则彻髓，痛如虎之咬，故名白虎之病也。""病源肾主腰脚，肾经虚损，风冷乘之，故腰痛也。又邪客于足少阴之络，令人腰痛引少腹，不可仰息。"

《金匮要略·中风历节病脉证并治》:"味酸则伤筋,筋伤则缓,名曰泄;咸则伤骨,骨伤则痿,名曰枯。枯泄相搏,名曰断泄。营气不通,卫不独行,营卫俱微,三焦无所御,四属断绝,身体羸瘦,独足肿大,黄汗出,胫冷。假令发热,便为历节也。""盛人脉涩小,短气自汗出,历节痛不可屈伸,此皆饮酒汗出当风所致。"

《万病回春》:"一切痛风,肢节痛者,痛属火,肿属湿,不可食肉。"

《医学心悟》:"复有患痹日久,腿足枯细,膝头肿大,名曰鹤膝风。此三阴本亏,寒邪袭于经络,遂成斯症,宜服虎骨潜丸,外贴普救万全膏,则渐次可愈,失此不治,则成痼疾,而为废人也。"

《医林绳墨》:"顽痹……如湿痰者,或走注有核,肿起有形,但色白而已,治宜清湿降痰,用二陈汤加苍术、枳实、黄连、厚朴之类。"

《张氏医通》:"壮年人性躁,兼嗜厚味,患痛风挛缩,此挟痰与气证。"

《类证治裁·痹证》:"久而不痊,必有湿痰败血,瘀滞经络。"

《三因极一病证方论》:"夫历节,疼痛不可屈伸,身体魁瘰,其肿如脱,其痛如掣,流注骨节,短气自汗,头眩,温温欲吐者,皆以风湿寒相搏而成。其痛如掣者,为寒多。肿满如脱者,为湿多历节黄汗出者,为风多。顾《病源所载》,饮酒当风,汗出入水,遂成斯疾。原其所因,虽涉风湿寒,又有饮酒之说,自属不内外因。亦有不能饮酒而患此者,要当推求所因。分其先后轻重为治,久而治,令人骨节蹉跌,变为癫病,不可不知。"

《万病回春》:"痛风者,遍身骨节走注疼痛也,谓之白虎历节风,都是血气、风湿、痰火,皆令作痛。或劳力,寒水相搏;或酒色醉卧,当风取凉;或卧卑湿之地;或雨、汗湿衣蒸体而成。痛风在上者,多属风;在下者,多属湿。治用活血疏风,消痰去湿,羌活汤加减。凡治痛风,用苍术、羌活、酒芩三味散风行湿之妙药耳。"

第二节 行痹

一、概述

行痹又称为风痹,是指卫阳不固,风邪入侵,以致经络闭阻,气血运行不畅,出现以肌肉、筋骨、关节游走性酸胀疼为主要特征的一种病证。本病多发于春季,初次发病以青少年多见。迁延日久,可出现心、肾病症,严重者危及生命。西医学中风湿热(风湿性关节炎)、风湿性多肌痛症、过敏性紫癜及类风湿关节炎初期、纤维织炎、坐骨神经痛、系统性红斑狼疮、骨关节炎等其他风湿类疾病,出现类似行痹的临床表现时,可参照本节辨证论治。

行痹首见于《素问·痹论》。该篇曰:"风寒湿三气杂至,合而为痹也,其风气胜者为行痹……",认为"粗理而肉不坚""风寒湿三气杂至"为行痹基本病因病机,介绍了针刺治疗的方法,并指出"风气胜者""其人易已",阐明了其预后转归。

近现代医家对行痹病因病机及治则治法的观点大致相同,认为行痹为卫阳不固,风邪入侵所致，以肌肉、筋骨、关节游走性疼痛为特征，治当以祛风通络、养血和营为主。

二、病因病机

行痹的主要病因是风邪，以风寒、风湿致病为多见。但有遇疾风暴雨而不病者，提示行痹的发病除外邪侵袭之外，尚与人体卫外能力的强弱有关。例如，营卫不和，卫阳不固，腠理空虚，则风邪夹寒、夹湿侵入人体经络、筋骨、关节，阻滞气血，发为本病。

（一）卫阳不固

营卫不和，则卫阳不固，腠理空虚，风邪乘虚而入，闭阻经络、血脉，则成行痹。

（二）风邪入侵

摄生不慎而遇气候骤变，风邪入侵，经络气血痹阻发为行痹。风为阳邪，其性向上，故致病多发于肩背上肢等处；风善行而数变，故疼痛游走不定。风邪夹寒或湿入侵分别形成行痹之风寒证、风湿证。痹病日久，邪滞经络，蕴郁化热，而成行痹之热证或寒热错杂证。

（三）精血亏虚

或先天不足，或素体虚弱，或失治误治，致外邪深入，肝肾受损，则成虚实夹杂之行痹。日久，邪郁留滞，耗伤正气，精血亏虚愈甚，筋骨、关节失养，致病情加重。同时，精血内虚，使营卫不和尤甚，卫外失固，外邪反复入侵，导致病程缠绵。

（四）风痰阻络

或素体肥胖，痰浊内盛；或风寒湿邪痹阻经络气血，气机不利，津液输布障碍，津凝为痰；复感风邪，风浊流注经络，阻滞气血，发为痹病。

总之，行痹发病多因营卫不和，卫阳不固，卫外失用，腠理空疏，或精血亏虚，风邪夹寒、夹湿、夹热、夹痰流注经络关节，气血运行不畅所致。其病位在经络、关节、肌肉。因致病以风邪为主，风性升发，故常以上肢、肩背部受累多见；风善行数变，故起病急，流窜游走，痛无定处，患无定所。气候骤变之时，邪得外援而行痹复发或加剧。本病日久不愈，可病及血脉、筋骨，或复感于邪，可累及心、肾等脏，出现相应的心、肾病证。

本病初起以邪实为主，风寒、风湿、风痰为患，寒、湿、痰可兼夹为病；邪蕴日久可化热，出现类似热痹的表现；病程迁延，正气日耗，肝肾不足，精血亏损，病性虚实夹杂，疾病后期可见以虚为主的证候。行痹因风邪致病，风性来之较急，去之较易，故患病之初，应及时诊断，确立证候，合理用药，邪去正安，其病常可迅速向愈。若失治、误治而致病邪深入，或痹久不愈，复感外邪，内舍其合，患者于脏，虚实夹杂，致病情缠绵，严重者可并发他病而危及生命。

三、诊断与鉴别诊断

（一）诊断要点

（1）有感受风邪病史，初起常有恶风、发热等症。
（2）肢体肌肉关节酸痛，尤以痛处游走不定更具特征性。

（3）疼痛部位以上肢及肩背部为主。
（4）可出现关节肿大，屈伸不利。
（5）舌苔薄白，脉浮缓或弦细。

（二）鉴别诊断

行痹应与痛痹、着痹、热痹、肌痹、历节等相鉴别。

1. 痛痹

行痹与痛痹均有关节疼痛，但痛痹以寒邪为主，疼痛较剧，痛处固定，遇寒尤甚，得热痛减，全身症状呈寒象或阳气虚损表现；行痹以风邪为主，痛无定处，常见上肢及肩背受累。

2. 着痹

行痹与着痹均有关节肿胀疼痛，但着痹以湿邪为主，病程较长，肢体关节重着，常见腰以下关节重着疼痛；行痹以风邪为主，病程较短，痛处不定，常见腰以上各关节肿胀疼痛。

3. 热痹

行痹中邪化热可出现类似热痹的临床表现，但热痹起病即见明显热象，痛处相对固定，关节触及发热，常涉及单关节或小关节；行痹在病程中可见热证，而痛无定处，常见多关节受累。

4. 肌痹

行痹与肌痹均可出现肌肉酸胀疼痛，但肌痹肌肉酸痛常呈对称性，以上臂及大腿肌肉受累为主，可见肌肉痿弱不用；行痹肌肉酸痛呈游走性，痛处不定，肌肉萎缩较少见。

5. 历节

行痹与历节均可出现关节疼痛、游走不定，但历节发病遍历关节，疼痛剧烈，日轻夜重，可出现关节僵硬变形；行痹主要表现为肌肉关节游走性疼痛，痛势较轻，不出现关节变形。

四、辨证论治

（一）辨证要点

1. 辨虚实

行痹初起，肌肉关节游走性疼痛，关节屈伸不利，甚至红肿灼热，苔薄或腻，脉浮或弦，以邪气偏盛为主，属实证；行痹日久，乏力气短，面色少华，腰膝酸软，关节隐痛，舌淡苔少，脉细或伏，以正气虚弱为主，属虚证。

2. 辨兼夹

夹寒者，疼痛较重，疼痛部位更换较慢，其痛遇寒而剧，得热痛减，苔薄白，脉浮紧；夹湿者，肌肉及肢体关节肿胀沉重，苔薄腻，脉濡缓；夹热者，身热口渴，关节红肿，局部灼热，舌质红，苔薄黄，脉濡数或滑数；夹痰者，神倦多睡，饮食无味，肢体关节走窜疼痛，肢体麻木，苔腻，脉浮滑；夹瘀者，病程较久，局部刺痛，痛处渐趋固定，可见皮肤瘀斑，关节僵硬畸形，舌有瘀斑，脉细涩或结代。

3. 辨气血

气虚者，神疲乏力，少气懒言，饮食少进，较易感冒；血虚者，面色萎黄，或见面白，唇甲不荣，舌淡脉细。

4. 辨脏腑

脾肾阳虚者，关节冷痛，肢体不温，面浮肢肿，舌淡嫩或白腻，脉沉细；肝肾阴虚者，形体消瘦，头晕耳鸣，筋脉拘急，舌红苔少，脉细数。

（二）分证论治

1. 风寒痹阻证

调摄不慎，冒风感寒，风寒入侵，痹阻经络气血，肌肉关节受累，发为本病。

证候：肌肉关节疼痛，游走不定，遇寒痛剧，得热痛减，关节屈伸不利，局部皮色不红，扪之不热，舌淡红，苔薄白，脉浮缓或弦紧。

治法：祛风散寒，温经通络。

处方：防风汤加减。防风10 g、茯苓12 g、秦艽15 g、葛根12 g、麻黄10 g、桂枝10 g、当归10 g、羌活15 g、甘草4 g、生姜3片、大枣4枚。

加减：痛在上肢关节者，加白芷12 g、威灵仙15 g、川芎10 g；痛在下肢关节者，加独活15 g、牛膝15 g；以腰背关节为主者，加杜仲15 g、桑寄生12 g、续断12 g。

中成药：木瓜丸、祛风止痛片、寒湿痹颗粒。

分析：祛风散寒应与养血和血结合，切忌祛风过燥、散寒过峻，以免耗伤精血，致筋骨关节失养而病情缠绵。

2. 风湿痹阻证

居处潮湿，或涉水劳作，或汗后冲凉，风湿痹阻经络，气血不畅，发为行痹。

证候：肌肉关节游走性疼痛，局部肿胀重着，阴雨天尤甚，肌肤麻木不仁，或身微肿，小便不利，苔薄白或薄腻，脉濡缓。

治法：祛风除湿，通络止痛。

处方：蠲痹汤加减。羌活15 g、独活10 g、防风10 g、防己10 g、伸筋草15 g、川芎10 g、海桐皮12 g、桂枝10 g、海风藤15 g、白芷10 g、木香10 g、甘草5 g。

加减：风甚，加白花蛇10 g、山甲珠10 g；湿甚，加薏苡仁30 g、苍术6 g；痛剧，加川乌12 g、全蝎4 g；肢体麻木，加路路通10 g、苏木15 g；上肢痛，加威灵仙15 g、姜黄10 g；下肢痛，加牛膝12 g、续断10 g；身肿，加泽泻12 g、茯苓12 g。

中成药：盘龙，7片。

分析：祛湿与健脾结合，可明显提高疗效；燥湿不宜太过，以免伤阴。

3. 营卫不和证

起居失当，卫阳不固，腠理空疏，营卫不和，风邪入侵，正邪相争，气血失和，即发本病。

证候：肌肉关节疼痛，痛处不定，周身酸楚，肌肤不仁，恶风汗出，头项强痛，或发热微恶寒，舌淡红白，脉浮缓。

治法：调和营卫，祛邪通络。

处方：桂枝汤合玉屏风散加减。桂枝 10 g、白芍 15 g、甘草 5 g、生姜 3 片、大枣 4 枚、黄芪 12 g、防风 12 g、白术 12 g、秦艽 12 g、海风藤 15 g、独活 12 g。

加减：头项强痛，加葛根 15 g、羌活 15 g；痛甚，加全蝎 4 g、细辛 3 g。

中成药：天麻丸。

分析：营卫不和最易感受风邪，故药宜温服，药后覆被，调摄起居，其病向愈。

4. 血虚风痹证

产后血虚，或禀赋不足，或痹久伤脾化源不足，风邪乘虚而入，痹阻肌肉关节，发为本病。

证候：肌肉关节酸痛乏力，时轻时重，劳累后加重，肢体麻木或肌肉萎软，面黄少华，心悸气短，筋脉拘急，舌淡，苔薄白或苔少，脉细弱。

治法：益气养血，舒筋通络。

处方：三痹汤或独活寄生汤加减。独活 15 g、党参 12 g、黄芪 15 g、白术 10 g、当归 10 g、川芎 10 g、白芍 12 g、鸡血藤 15 g、桂枝 10 g、牛膝 12 g、茯苓 12 g、甘草 4 g。

加减：气血虚较甚，加西洋参 10 g、阿胶 10 g、枸杞子 10 g；肝肾不足，加女贞子 12 g、墨旱莲 12 g、五加皮 10 g；邪甚痛剧，加制川乌 10 g、蜈蚣 4 g、延胡索 12 g。

中成药：痹祺胶囊、人参再造丸。

分析：此证宜扶正祛邪并用，扶正重于祛邪，忌动辄改方，应坚持守方治疗，根据病情适当加减。

5. 风痰阻络证

或素体痰盛，或脾虚痰浊内生，猝感风邪，风夹痰走窜，流注经络关节，痹阻气血，即成行痹。

证候：肌肉关节胀痛走窜，肢体麻木或有蚁行感，神倦多睡，或纳少恶心，舌淡红，苔薄腻，脉浮滑或弦。

治法：祛风逐痰，和络舒筋。

处方：指迷茯苓丸加减。姜半夏 12 g、茯苓 12 g、枳壳 10 g、风化硝 6 g、白芥子 10 g、木瓜 15 g、威灵仙 12 g、穿山龙 15 g、鸡血藤 15 g、制南星 10 g、地龙 10 g、甘草 4 g。

加减：肢体麻木，加伸筋草 15 g、路路通 10 g、乌梢蛇 10 g；疼痛较甚，加制草乌 12 g、蜈蚣 4 g；神倦嗜睡，加藿香 10 g、石菖蒲 10 g；胃脘不适，加怀山药 12 g、白术 10 g。

中成药：瘀血痹颗粒、小活络丸。

分析：行痹实证经治不愈，可从痰论治，常有奇效。

以上各型，若出现身热、口渴、局部红肿灼热、舌红、苔黄、脉数等类似于热痹的证候表现，可在辨证基础上合用宣痹汤或四妙散，或参照热痹论治；如出现皮肤青紫、皮下结节、痛如针刺、舌有瘀斑、脉结或代等瘀证表现，加桃仁、红花、土鳖虫、穿山甲；当病程迁延，复感外邪，内舍其合，出现心、肾等病证时，可按相应病证进行辨证论治。

五、其他治疗

(一) 单方验方

1. 养血祛风汤

用药：当归 10 g、酒白芍 10 g、川芎 10 g、防风 6 g、秦艽 10 g、陈皮 10 g、桂枝 5 g、羌活 5 g、独活 5 g、松节 10 g。水煎服，每日 1 剂，分 2 煎。适用于风寒、风湿痹阻证。行痹呈游走性疼痛，多由风邪所致。"治风先治血，血行风自灭"这是古代医家的临床经验，所以治风除用祛风药外，要不定期加养血药。根据"气为血帅""血随气行"的道理，在应用血分药时，须加一二味气分药，才能使血分药发挥更大的作用。

2. 通痹汤

用药：钻地风 30 g，防风、当归各 12 g，熟地黄、薏苡仁、鸡血藤各 15 g，桂枝、全蝎各 9 g，制乳香、制没药、生甘草各 5 g。每日早晚各 1 剂，水煎服。适用于风寒、风湿痹阻证。

3. 行痹验方

用药：汉防己 30 g，麻黄 6 g、黄芪 9 g。每日 1 剂，用清水 5 碗煎成 2 碗，盛在暖水壶中作为饮料，随时进饮。适用于风寒痹阻证。

(二) 针灸治疗

1. 毫针

上肢取曲池、合谷、大杼、列缺，下肢取阳陵泉、足三里、环跳、昆仑，浅束泻法，每日 1 次，10 次为 1 个疗程，适用于风寒痹阻证；先泻合谷、风池，次补复溜、然谷，配曲池、少商、涌泉等，每日 1 次，5 次为 1 个疗程，适用于营卫不和证；取大杼、曲池、肾俞、足三里、三阴交、昆仑等穴，深刺透穴，留针 10～15 min，酌情温针，每日 1 次，10 次为 1 个疗程，适用于脾肾两虚及气血两虚证。

2. 耳针

取肾、脾及患部相应压痛点，每次选 1～2 个穴，埋针 3～5 日，间日 1 次，3～5 次为 1 个疗程，适用于风寒或风湿痹阻证。

3. 拔罐

取穴同毫针穴位，或取疼痛部位，用梅花针重手法叩击，少量出血，然后用闭火法拔罐，隔日 1 次，5～7 次为 1 个疗程，适用于风寒、风湿痹阻证。

(三) 外治法

1. 离子导入

将祛风、散寒、除湿中药（如制川乌、制草乌、制乳香、制没药、威灵仙、羌活、独活、鸡血藤、海桐皮等）煎液浓缩萃取，制成含有中药有效成分的药物垫，运用中频脉冲治疗仪进行中药离子导入治疗，治疗部位可选关节局部或相关穴位。

2. 中药熏蒸

利用熏蒸治疗仪进行全身或局部中药熏蒸治疗。熏蒸方法：将中药放入熏蒸机煮药锅内，加水适量，以埋住药物而又不至于煮干为度，接通电源煮药，待汽箱内温度达

40 ℃时，让患者裸体进入熏蒸机内，头伸出机外，汽箱内温度控制在 37～42 ℃，每次 20～30 min。每日 1 次，10 日为 1 个疗程。局部熏蒸则将中药蒸汽作用于患处即可。熏蒸处方：五加皮 30 g、乳香 25 g、没药 25 g、松节 30 g、威灵仙 30 g、马钱子 20 g、苏木 30 g、生草乌 30 g、鸡血藤 20 g。有严重心肺疾病者忌用。

3. 中药外敷与洗浴

药物：川乌、草乌各 20 g，血竭 15 g，乳香、没药各 25 g，细辛 10 g，白芷 25 g，川芎 15 g，樟脑 20 g，山柰 20 g，透骨草 20 g。

用法：外敷，将上述药物制成粉末，用陈醋调和，每部位外敷 50 g，用白胶布固定，保留 8 h，每日 1 次，5 日 1 个疗程。洗浴：将上述药物加水 2 500 mL，煮沸后倒入盆中，将患处先熏后浸浴，每日 1 次，5 日 1 个疗程。

另外，红外线、紫外线、激光、超声、磁疗、冰疗、泥疗、沙疗、温泉浴等治疗措施，均可酌情选用。

（四）饮食疗法

1. 薏苡仁煲粥

用薏苡仁 30～60 g，加大米适量煮粥，调味服食，咸、甜均可。本法适用于风湿痹阻证（《世医得效方》）。

2. 五加皮酒

以纱布 2 层包五加皮适量放入阔口瓶内，用米酒浸泡过药面，加盖密封 3～4 周后去渣，每日饮 1～2 次，每次 15～30 mL，或视各人酒量酌饮。本法适用于风寒、风湿痹阻证（《本草纲目》）。

3. 大枣人参汤

白参或西洋参 10 g、大枣 5 枚，放炖盅内隔水炖服，间日 1 次或每周 2 次，视病情而定。本法适用于精血亏虚证或气血两虚证（《十药神书》）。

4. 葱白粥

煮米成粥，临熟加入葱白，不拘时服，食后覆被微汗。本法适用于风寒痹阻证（《饮食辨录》）。

5. 姜葱羊肉汤

羊肉 100 g、大葱 30 g、生姜 15 g、大枣 5 枚、白醋 30 g，加水适量，做汤 1 碗，日食 1 次。本法适用于营卫不和证（《痹病论治学》）。

六、调摄护理

（一）调摄

（1）克服恐惧心理，了解疾病发生发展的规律，树立信心，积极治疗，保持良好心态，做到有病早治、正规治疗、按疗程服药。

（2）注意防寒保暖，避免涉水冒雨，防止感冒，保持居处环境及衣被干燥，勿下冷水，阴雨天及气候变化时，应注意局部保暖。

（3）饮食宜清淡、易于消化，忌肥甘厚味，有热象者，忌酒及辛辣煎炸之品。

(4) 急性发作期，关节肿胀、疼痛剧烈，应注意休息，不宜剧烈活动；疼痛缓解，病情稳定后，宜适当锻炼，增强体质，提高机体对气候、环境因素变化的适应能力，同时维护关节功能。

（二）护理

(1) 向患者讲解行痹的发病规律、临床特点及防治知识，鼓励患者树立战胜疾病的信心，使其保持心情舒畅，积极面对疾病，及时治疗，并在不断沟通中使患者增强对医护人员的信任感。

(2) 注意保持患者住处通风、干燥、空气新鲜，衣被常晒太阳、保持干燥。对肢体功能障碍者，应多加照顾，防止跌仆外伤；对邪郁化热者，应密切观察体温变化，以便做对症处理。

(3) 营卫不和或外感风寒者，饮食可酌配温热性食物，如姜茶、生姜红糖汤等；有热者，可配冬瓜汤、绿豆汤、西红柿汤等；体质虚弱者，可给予高蛋白、高热量饮食。注意饮食的调摄禁忌。

(4) 交代药物的特殊煎服法，如先煎、后下、久煎等，注意密切观察药物疗效及毒副反应。

七、转归预后

营卫不和及风寒风湿痹阻证多见于行痹初期，证情较轻，较易治愈。因失治、误治或调摄不当，常可转成慢性。或风寒湿邪胶结，缠绵不已；或邪郁化热成风湿热痹。但若坚持治疗，调摄得当，仍可治愈。若素体虚弱，加之患病日久，或反复感邪，则易耗伤正气，而成气血亏虚或肝肾阴虚或脾肾阳虚证。

素体强壮，感邪轻者，易于治愈，预后较好；素体虚弱，感邪重者，不易治愈，预后较差。行痹的转归预后除取决于患者正气的强弱与感邪的轻重之外，尚与治疗是否及时有关。治疗及时者，容易治愈；治疗不及时或误治者，则易转成慢性而缠绵难愈。

第七章

医案撷英

第一节 口疮

一、病案 1

任某，男性，52 岁。2016 年 7 月 3 日初诊。

患者反复患口腔溃疡 3 年余，每年发作 4～5 次，时轻时重，此起彼伏。来诊时可见下唇内侧及舌边 0.1～0.3 cm 溃疡 3 个，中间凹陷，覆盖白膜，四周隆起，发红，自觉口疮轻度疼痛，有灼热感，口咽干燥，时伴胸胁痞满，纳差便干，小便短赤。舌质红，苔黄微腻，脉弦数。

中医诊断：口疮。证属脾胃湿热、熏发口舌。

治法：清热利湿，健脾和胃。

处方：生甘草 12 g、法半夏 9 g、黄芩 10 g、石膏 20 g（先煎）、黄连 6 g、太子参 10 g、生姜 6 g、大枣 10 g、竹叶 15 g、灯心草 10 g、知母 10 g。7 剂，水煎 400 mL，分早、晚温服，日 1 剂。

另白及粉配青黛粉适量外涂溃疡处。口服维生素 B_2，每日 3 次，每次 10 mg。

二诊：诉症状明显减轻，口腔疼痛烧灼感及胸胁痞满均减轻，仍咽干明显。处方：生甘草 12 g、法半夏 9 g、黄芩 10 g、黄连 6 g、太子参 15 g、生姜 3 g、大枣 10 g、竹叶 15 g、灯心草 10 g、知母 10 g。14 剂，水煎服，日 1 剂。

三诊：溃疡痊愈，前方续服 4 周，以调理脾胃、清热化湿、巩固疗效。随访 2 年未再复发口腔溃疡。

按：口腔溃疡是一种最常见的口腔黏膜疾病，口腔溃疡发作时，表现为舌面、颊唇黏膜大小不等的创面溃疡，局部有疼痛烧灼感，严重者可影响进食和说话。尤其是复发性口腔溃疡屡次复发，并伴口臭、便秘、淋巴结肿大等，严重影响患者的精神情绪和日常生活。口腔溃疡属于中医"口疮""口糜"等范畴。口疮虽生于口，但与内脏有密切关系。口为脾之窍，舌为心之窍，肾脉连咽系舌本，两颊与齿龈属胃与大肠，表明口疮的发病与脏腑关系密切。口疮的发生是由于饮食不节、酒食热毒、劳倦过度、七情刺激等导致心火上炎、脾胃湿热、肝郁气滞、胃火炽盛或阴虚火旺，上熏于口而发病，少数亦可由外感邪热或脾气虚弱、肾阳不足、过食寒凉而发病。正如《素问·气交变大论》曰："岁金不及，炎火上行……民病口疮，甚则心痛。"指出口疮的基本病因为火热。

《圣济总录》曰："口疮者，由心脾有热气冲上焦，熏发口舌，而为口疮。"指出了口疮与心、脾二脏的关系。口疮虽为小恙，但常反复发作，患者痛苦万分。本病多责之于脾胃积热、心火上炎、虚火上浮等。本病除口疮外，还可兼有心下痞硬、胸胁苦满、小便短赤、脉数、苔黄，且反复发作。健脾温中、燥湿清热、补阴潜阳为主要中医治法。该病例证属：中焦气机壅塞，运化失司，湿热内蕴，上熏于口，虚实夹杂。用药：甘草、太子参、大枣以益中气；生姜辛开以升清阳；半夏、黄芩、黄连苦降以降浊阴；竹叶、灯心草以清热利湿；石膏、知母清热泻火。口疮兼脾胃症状时，先调脾胃、理升降、调寒热，脾胃健，则口疮自愈。临床治疗脾胃湿热、肝郁化火型口疮常用白及粉合青黛粉适量外涂溃疡处，配合汤药促进溃疡愈合。

二、病案 2

陈某，女性，28 岁。2018 年 1 月 12 日初诊。

反复口腔溃疡 4 年又发 3 天。患者口疮反复，来诊时右上唇及下唇内侧均可见 0.1～0.3 cm 溃疡 2 个，查咽腭部亦有一枚溃疡形成，中间略凹陷，覆白膜，自觉疼痛，有灼热感，张口或饮食则痛甚，呕吐痰涎，纳呆便秘，手足心热。平素失眠多梦，性情烦躁。舌尖红，苔白厚，脉滑略数。

中医诊断：口疮，证属心脾热盛。

治法：清热泻火养阴。

处方：升麻 6 g、生地黄 15 g、生石膏（先煎）20 g、川黄连 3 g、淡竹叶 6 g、连翘 10 g、赤芍 9 g、牡丹皮 9 g、石斛 10 g、北沙参 15 g、莲子心 5 g、生大黄（后下）3 g、生甘草 6 g。7 剂，水煎服，日 1 剂。

另加用康复新液漱口促进溃疡愈合。

二诊：口疮消失大半，食欲可，大便调。上方去生大黄。7 剂，水煎服，日 1 剂。

三诊：口疮完全消失，续服前方 3 剂巩固疗效。

按：本病以导赤散合泻黄散加减，共服 17 剂后溃疡消失，口疮愈合。口疮疼痛为热毒壅盛，脾开窍于口，脾经热盛则子病及母，引动心火而成心脾热盛。"火郁当发之"，轻清升散、疏散郁火的同时清热泻火，即外疏内清，引火热邪气从小便而出。导赤散出自《小儿药证直诀》，但本方的应用范围是逐渐扩大的，《医宗金鉴·删补名医方论》卷四言："以心与小肠为表里也，然所见口糜舌疮、小便黄赤、茎中作痛、热淋不利等症，皆心移热于小肠之证。故不用黄连直泻其心，而用生地黄滋肾凉心，木通通利小肠，佐以甘草梢，取易泻最下之热，茎中之痛可除，心经之热可导也。此则水虚火不实者宜之，以利水而不伤阴，泻火而不伐胃也。若心经实热，须加黄连、竹叶，甚者更加大黄，亦釜底抽薪之法也。"方中升麻升散解毒，生地黄凉血养阴，生石膏与川黄连清泻心火，淡竹叶与生甘草清心火、引心火从小便出，连翘清热解毒，赤芍与牡丹皮清热凉血，莲子心清心火，石斛与北沙参清养胃阴，滑石清热利湿。诸药合用，共奏清热泻火养阴之效。

三、病案 3

丁某，女性，65 岁。2017 年 3 月 12 日初诊。

患者主因反复口腔黏膜溃疡 1 年就诊。刻下：口腔黏膜多处溃疡，消食易饥饿，伴有胃灼热感、口干口苦、尿黄。舌尖红，苔黄，脉滑数。

西医诊断：口腔黏膜溃疡。

中医诊断：口疮，证属胃火炽盛证。

治法：和胃消疮，清热泻火。

处方：甘草泻心汤加减。生甘草 15 g、法半夏 9 g、黄连 6 g、黄芩 10 g、芦根 15 g、生地黄 20 g、生石膏 30 g（先煎）、蒲公英 30 g、金银花 12 g、麦冬 15 g、白及粉 10 g、白茅根 20 g。7 剂，水煎服，日 1 剂。

另用白及粉配乌贼骨粉适量外涂溃疡处。

二诊：药后患者口腔溃疡愈合大半，轻微烧灼痛，口苦减轻，无胃灼热，二便正常。舌尖红，苔薄黄，脉弦滑。前方续服 7 剂，水煎服，日 1 剂。

三诊：药后患者口腔溃疡均愈合，口苦消失，无明显早饿。舌淡红，苔薄黄，脉弦。上方续服 7 剂。随访 3 个月未再发作。

按：甘草泻心汤是治疗脾胃病之方。因胃虚不能调理上下，故出现上火之口腔溃疡，下寒之大便溏泄，中焦之脾胃痞满。所以用甘草泻心汤可以上治口腔溃疡，下治大便溏泄，中治脾胃胀满。如果在临床上遇到上火、下寒、中满的病症，都可以应用甘草泻心汤来进行治疗。常用于治疗口腔糜烂、急慢性胃肠炎、狐惑病（现代医学的白塞综合征范畴）、痤疮、毛囊炎、阴道口糜烂、慢性泄泻、胃虚便秘等。甘草泻心汤在《金匮要略》中被作为治疗狐惑病的专方来使用。狐惑病因病发于头面与会阴，又称为"终极综合征"。医者把甘草泻心汤用于治疗黏膜疾病，即甘草泻心汤是黏膜修复剂。就范围而论是针对全身黏膜，不仅包括口腔、咽喉、胃肠、肛门、前阴，还包括泌尿系黏膜乃至呼吸道黏膜、眼结膜等。就病变类型而言，既可以是黏膜的一般破损，又可以是充血、糜烂，也可以是溃疡。临床表现或痒，或痛，或渗出物与分泌物异常等。因其病变部位不同而表现各异。《伤寒论》中"其人下利日数十行，谷不化"，即是胃肠黏膜被下药损伤影响消化吸收所致。临床上，甘草泻心汤既可用于治疗复发型口腔溃疡、白塞综合征，也能用于治疗慢性胃炎、胃溃疡以及结肠炎、直肠溃疡、肛裂、痔疮等，结膜溃疡、阴道溃疡也能使用。甘草是本方主药，有修复黏膜的作用。另外，临床治疗口疮常用白及粉合乌贼骨粉适量外涂溃疡处，配合汤药内服以促进溃疡愈合。

第二节　口臭

一、病例 1

孙某，女性，49 岁。2019 年 4 月 19 日初诊。

主诉近 1 年来反复出现口臭，时有口苦，无明显口干，心烦易怒，无反酸烧心，大便干结，纳可眠差，舌尖红，苔黄腻，脉滑数。

中医诊断：口臭，辨证为脾胃湿热。

治法：芳香化浊、清热利湿。

处方：藿香 15 g、佩兰 20 g、黄连 10 g、蒲公英 15 g、龙胆草 10 g、栀子 12 g、柴胡 15 g、大黄 5 g、淡竹叶 15 g、百合 10 g、麦冬 10 g、酸枣仁 15 g。7 剂，日 1 剂，早、晚温服。嘱以绿茶水漱口。

二诊：服药后复诊，口臭几消，口苦止，大便通畅，夜寐仍欠佳。湿热未尽清，继以上方去大黄，加夜交藤 15 g。继服 7 剂。

三诊：患者诉经治疗诸症皆减。予原方稍作调整，继服 7 剂而愈。

按：引起口臭的原因很多。一是口腔的疾病，如龋齿、牙龈炎、口腔溃疡；二是鼻部的疾病，如慢性鼻炎、鼻窦炎；三是咽喉的疾病，如扁桃体炎、咽喉炎；四是患重症，如糖尿病酮症酸中毒产生烂苹果味，尿毒症产生氨水味；五是其他常见的口臭原因，如幽门螺旋杆菌感染、患胃肠病等。有医者认为口臭病位虽在口腔，但与脾胃、心密切相关。病机是由多种原因导致的脾胃湿热，运化失常，积热熏蒸，故口臭不爽。《医学入门》载："口臭者，胃热也。"当然脏腑功能失调所致口臭又有多种情况，治疗方药各异，不能不辨。

《素问·至真要大论》曰："寒者热之，热者寒之。"王冰注："有者泻之，无者补之。"故医者深得其髓，治疗口臭常以芳香化浊、清热除湿治之。口臭是一个多因素影响的结果，舌苔能反映病邪性质。清胃火同时常兼顾去心火，因心开窍于舌，心火盛衰常影响舌苔异常，苔垢秽浊上泛则口臭。《素问·奇病论》曰："兰，除陈气也。"兰，即佩兰。佩兰富含清芬之气，辛可散滞，香能解秽，专入脾胃二经，凡胃中陈腐之物，皆能荡涤散之；藿香为清和芳香之品，清和便能化浊，芳香则可除秽，二药合用则化湿辟秽之力卓著。该患者自诉时有口苦，心烦易怒，实为肝郁不得升发，气机失常，影响胃之和降，气滞中焦，久而化热，积热熏蒸而见口臭。治疗以柴胡疏肝解郁；龙胆草、栀子清热泻肝；黄连、蒲公英清热泻火，二者皆苦寒，苦能燥湿而去垢，寒能胜热而不滞；患者夜眠差，以百合、酸枣仁清热安神；大便干结，用大黄通腑泄热；淡竹叶清热泻火除烦；麦冬养阴清心。方虽寻常，往往以平淡制胜。

二、病例 2

吴某，女性，26 岁，2022 年 5 月 11 日初诊。

因口臭 1 周就诊，患者诉易发口腔溃疡，长期自服"黄连上清丸、牛黄解毒片"等清热解毒中成药，疗效不显。近 1 周口臭口干，晨起口中有痰，大便 2～3 日一行，不成形，纳眠尚可。舌胖，舌黯红，苔白厚腻，脉沉弱。

中医诊断：口臭，辨证为脾胃虚弱、湿热内生。

治法：健脾和胃降逆，清热泻火祛湿。

处方：党参 30 g、茯苓 30 g、山药 12 g、半夏 12 g、佩兰 15 g、藿香 12 g、石菖蒲 12 g、黄连 3 g、蒲公英 6 g、菊花 15 g、金银花 15 g、白术 10 g、砂仁 6 g（后下）、薏苡仁 15 g、鸡内金 10 g、甘草 6 g。7 剂，日 1 剂，早、晚温服。嘱患者清淡营养饮食，以绿茶水漱口。

二诊：患者服 7 剂复诊，口臭明显减轻，口腔溃疡减少，守方继服 7 剂以资巩固，诸症皆失，1 年未见复作。

按：一般来讲，口臭多由脾胃蕴热、胃火上蒸所致。但明代张景岳所提出的"口臭非热"的高见，即口臭虽然多责之于脾胃，非独火热证，还有无火无热的"阴证"，除"思虑不遂"外，还有与脾胃虚弱、不能运化有关等情况存在。该患者自诉长期口服清热解毒药，清热解毒之品多属苦寒，久服则易损脾阳，脾失运化，水谷停滞胃府得不到好的消磨，精微不能转化，聚湿为痰，久而化热，但其根本为脾胃阳虚，治疗应酌情加强健脾胃之品。处方重以参苓白术散加减以健脾益胃；用佩兰、藿香芳香化浊；患者诉晨起口中有痰，加石菖蒲、半夏以祛痰浊和胃；清热药如黄连、蒲公英用量宜少，避免脾阳更损，以清润之品菊花代之。芬芳药往往辛燥，使脾胃阳虚更甚，然菊花绝无燥烈之弊，因菊能"壮水制火，扶金抑木"。菊花、金银花清热解毒以疗口角生疮，加鸡内金既健脾运化，又为治口疮之良药。该病例可谓虚实相兼，临床治疗应随证加减。另张玲教授常嘱口臭患者以绿茶水漱口，因其甘而清香，芳香化浊。同时大量的研究表明，绿茶中的茶多酚具有广谱的抑菌作用，对食源性致病菌、口腔病原菌及病毒均有抑制作用。张玲教授治疗口臭，重视调护，标本兼顾，并嘱患者注意饮食及精神调摄，而收显效。

第三节　耳鸣

一、病例1

刘某，男性，52岁，2023年5月28日初诊。

两耳如蝉鸣已半年，伴头晕，口苦咽干，心烦寐差，大便秘结，小溲黄赤，屡治未应，饮食尚可。查：神清，面赤，舌红，舌苔白厚，脉弦长有力。

中医诊断：耳鸣，辨证为胆胃积热，气火上攻。

治法：清胆和胃。

处方：黄芩10 g、炒栀子10 g、连翘10 g、菊花10 g、知母10 g、龙胆草6 g、天花粉15 g、石斛10 g、麦冬10 g、竹叶10 g，水煎服。

二诊：服药后，耳鸣大减，头晕、咽干、口苦消失，大便已通，唯小便短赤，口渴喜饮，舌苔转薄黄，脉沉弦，气火未平。上方去炒黄芩、知母、竹叶，加黄柏10 g、竹茹10 g、陈皮10 g、夏枯草15 g、泽泻10 g。7剂，水煎服。

三诊：服药7剂，偶作耳鸣，余症均减轻，寐稍差，上方加石菖蒲10 g、茯神10 g 巩固疗效而诸症皆消。

按语：耳鸣是指在没有任何外界相应的声刺激或电刺激时人体耳内产生声音的感觉，是多种耳病的常见症状，也可单独成为一种疾病，古籍称为"苦鸣""蝉鸣"等，指患者自觉耳内鸣响，如闻潮声，或细或暴，妨碍听觉的一类病症，多伴有听力下降、睡眠困难、注意力不集中、焦虑等症状。肾开窍于耳，胆脉络耳，《黄帝内经》曰："一阳独啸少阳厥也。"啸即耳鸣，一阳为胆与三焦，脉皆络耳。《沈氏尊生书》曰："痰火上升，两耳蝉鸣。"风火痰气上攻，所以耳鸣，或如蝉噪，或如钟鼓，或如水激，不一而足。痰火升上者其鸣盛，须理痰清火，肾虚髓海不足者，其鸣微，宜益肾填精。此病例患者脉症合参，当属实证，所以拟用凉膈法化裁，加清热养阴以和肾胃，先清其中上二焦，以获症减，次清中下二焦，以澄其源，未出旬日，耳鸣已除，取效迅速，如响之应声。

二、病例2

蒋某，女性，53岁。2017年10月8日初诊。

患者耳鸣、眩晕2年，每年发作4～5次，近2日又复发。症见耳鸣耳闭，鸣声高亢，并且刺耳，伴有头昏眩晕，或头胀头痛，急躁易怒，口苦，面红耳赤，时有胸胁作痛，舌红有瘀斑，苔黄，脉弦数有力。检查：有感音神经性耳鸣耳聋和水平性自发性眼震。

西医诊断：梅尼埃病。

中医诊断：耳鸣，证属肝气郁结、肝阳上亢。

治法：疏肝解郁，平肝潜阳，息鸣止晕。

处方：柴胡10 g、郁金12 g、磁石（先煎）20 g、合欢花10 g、丹参15 g、桃仁10 g、葛根10 g、钩藤（后下）10 g、石菖蒲10 g、天麻10 g、白芍15 g、浙贝母15 g、龙胆6 g。7剂，水煎服，每日1剂，早、晚各服1次。

二诊：耳鸣减轻，头晕头痛亦好转，口苦烦躁，上方加黄芩10 g、栀子10 g，续服7剂。

三诊：耳鸣眩晕大减，口苦烦躁好转，口干欲饮，大便稍干燥，二诊方去栀子、合欢花，加玄参12 g、生地黄15 g。续服14剂。

四诊：诸症悉除，神清气爽，耳聪无恙。检查：听力恢复正常。1年后随访未复发。

按：耳鸣是各种病变引起的一种异常听觉，能听到正常人所听不到的声音。临床常见证型为肝火上扰型、痰火郁结型、肾精亏损型、脾胃虚弱型。该例患者辨证为肝气郁结、肝阳上亢、阳亢化火。治以疏解肝郁，平肝潜阳，息鸣止晕。方中用磁石潜阳益阴，聪耳宁神，息鸣止晕；柴胡、郁金疏肝解郁；葛根、丹参、桃仁升清益气，养血祛瘀，聪益耳窍；佐以钩藤、天麻平肝熄风；白芍敛阴平肝；浙贝母除痰助君药靖耳宁神、息鸣止晕；龙胆以清泻肝火；合欢花养心安神；使用石菖蒲上通耳窍之性，聪耳宁神，引诸药入耳窍，共达聪耳、息鸣、止晕之功效。

第四节　口干口苦

一、病例1

余某，女性，48岁。2019年6月15日初诊。

患者诉口苦数月。患者素有慢性胃炎疾病，胃胀，泛酸，嗳气，时便秘与腹泻交替出现。经一段时间"泮托拉唑钠肠溶片、铝碳酸镁咀嚼片"等治疗以后，脾胃病诸症均有改善，唯独口苦口干一症，虽一直以龙胆泻肝汤加减治疗，却始终不见效果。刻诊：口苦，口干，大便1日2～3次，心烦汗出，精神抑郁，食纳一般，夜寐不安，舌淡红，苔薄黄腻，脉细弦数。胃镜检查示浅表性胃炎伴慢性萎缩性胃炎糜烂，不完全性肠上皮化生，轻度异常增生，幽门螺杆菌阴性。有慢性结肠炎及高血压病史。患者口苦兼有郁证，肝气郁结日久化火上炎。

治法：疏肝泄热兼养心安神。

处方：丹栀逍遥散合甘麦大枣汤加味。牡丹皮10 g、山栀子12 g、柴胡12 g、黄芩15 g、当归12 g、白芍15 g、茯苓12 g、薄荷5 g、白术10 g、淮小麦30 g、炙甘草15 g、大枣15枚、泽泻12 g、酸枣仁10 g、煅瓦楞30 g（先煎）。7剂，水煎服。

二诊：服上药7剂后，口苦口干明显减轻，泛酸、嗳气消失。上方去煅瓦楞，加芦根20 g，继服7剂。

三诊：服药后口苦口干终于消失，其他诸症随之若失。因他症来诊时随访得知，之后再未有过口苦发生，亦无烦热、失眠诸症。

按：本案患者口苦乃肝气郁结、肝郁化火所致，治应以疏肝解郁、清肝泻火、养心安神为主。始用龙胆泻肝汤加减治疗无效，以丹栀逍遥散合甘麦大枣汤加味治疗见效。由此可见，虽然龙胆泻肝汤治疗大部分口苦有效，但临床同症百态，难以一方统治，需要圆机活法，进一步深入掌握辨证论治的规律性。

以下几种方法有助于降肝火：第一种，保持良好的情绪，防止心情烦躁导致肝火更为旺盛；第二种，可以用中医按摩的方式降肝火，多按摩太冲穴；第三种，可以服用龙胆泻肝丸或者是丹栀逍遥散治疗；第四种，可以多吃一些有助于降肝火的食物，如苦瓜、橙子、绿茶、胡萝卜、黄瓜等；第五种，每天晚上在11点之前入睡，有利于肝脏代谢。

二、病例2

夏某，男性，46岁。2019年1月15日初诊。

患者诉口苦2年余。患者反复口干口苦2年，伴顽固性口腔溃疡，以饮食不规律、饮酒、劳累后明显，曾于多处求诊，有以胃火论治，有以肝胆湿热夹肾经虚火论治，服药多剂，口苦时轻时重，病情缠绵，未有根本性好转。顷诊：口干、口苦，口腔疼痛，喜热饮，腹胀纳差，手足心热，大便稀溏，阴囊潮湿、瘙痒，舌质淡胖，有齿痕，苔白腻，脉细数。

诊为：口干口苦（脾胃不和，湿热内蕴型）。

治法：健脾和胃，清热利湿。

处方：甘草泻心汤加味。生甘草、炙甘草、党参、茯苓各30 g，法半夏、炒白术、枳实、厚朴各15 g，木香10 g，黄连5 g，干姜、黄芩各10 g。水煎服，一副药可服用2天，每天煎服3次，每次约150 mL，饭后0.5 h服用。服药3剂，守方续服10剂，口干口苦及口腔疼痛基本消除，余症若失。

按：口干口苦是临床常见症状。本病发生可因虚、因实。虚证多由脾胃气虚或过用苦寒清凉之品而致脾胃升降功能失调，清阳不升，阴火上炎，熏蒸于口而成；实证则多由肝胆湿热或心脾积热等，上蒸口腔而成。临床上则多见虚实夹杂之证，表现为常常反复发作。治疗则应攻补兼施，寒热并用。案中患者病情即较复杂。症状中除了有顽固的口干口苦等上焦有热的情况，还有腹胀、纳差、苔白腻等中焦湿浊痞隔的表现，以及大便稀溏，阴囊潮湿、瘙痒，舌质淡胖、有齿痕等下焦有寒湿的情况。这些均是脾胃虚弱导致的。脾胃是元气之本，为气机升降的枢纽。脾胃虚弱，中焦运化失调，一方面出现腹胀、纳差情况，另一方面湿浊内生，湿浊随下流的胃气下降，引动肾中相火上冲而导致一系列的阴火上冲的表现。症情虚实夹杂，故治疗较棘手。如单用苦寒药清上焦之热，虽热可清，但苦寒伤胃，则湿浊更甚，口干口苦虽可能会暂时有好转，但恐短时间即会反复并加重；如仅温下焦则需用热药，又必然会加重口干口苦的发生。故而这种情况，应用《伤寒论》中的甘草泻心汤治疗较为合拍。

甘草泻心汤来源于《伤寒论》及《金匮要略》。本方寒热并用，辛开苦降，寒温并调，标本兼治。方中黄连、黄芩苦寒燥湿以除热；干姜、半夏辛温以散寒；炙甘草、大枣甘温益气以补其虚。此案中患者病情较复杂，不仅口干口苦反复 2 年均未能得到较好治疗，且脾胃虚弱以及上焦有热的程度较重，故治疗时未单纯使用甘草泻心汤，而是在此基础上加重了党参的用量，并加入白术、枳实、厚朴与木香，尤其重用了茯苓，以加强健脾化湿的力量，说明在此病病程中，脾虚有湿是关键病机。另外，还重用了生甘草。生甘草为清虚热虚火之良剂，对于此案中脾胃虚弱，湿浊下流导致阴火上冲的情况，生甘草是一味妙用之剂。由于甘草泻心汤寒热并用，辛开苦降，再加上其他几味药加减得当，故能取得较满意的效果。

第五节 黄褐斑

一、病案 1

孙某，女性，39 岁。2021 年 8 月 16 日初诊。

患者因面部黄褐斑 3 年来诊。患者 3 年前颜面颊部开始出现黄褐色斑点，后逐渐加重，扩大成片。其间伴有断断续续的胸胁胀痛、腰膝酸软及月经不调、月经后期色暗有块。妇科彩超：子宫肌瘤。此次因黄褐斑而求诊。刻诊：满脸褐斑，以面颊部及唇周左右两侧为著，两目暗黑，经前乳房胸胁胀痛，舌边瘀点，脉象迟涩。

诊断：黄褐斑。
辨证：气机不畅、瘀血阻络。
治法：活血理经，化瘀消斑。
处方：方血府逐瘀汤加减。桃仁 12 g、红花 12 g、当归 10 g、生地黄 18 g、川芎 6 g、赤芍 10 g、白芷 10 g、桔梗 6 g、柴胡 10 g、益母草 15 g、炙甘草 6 g、白及 10 g、白茯苓 15 g。水煎服，每日 1 剂，连服 7 日为 1 个疗程，月经期间停服。另口服适量维生素 C。

外敷方：取白附子 15 g、白芷 15 g、白茯苓 15 g、凌霄花 10 g。水煎取汁 500 mL，置冰箱内低温贮存备用。患者每晚清洁面部，自行局部按摩后将纱布浸入煎好的药汁均匀敷于面部，20～30 min 后清除洗净，再外用维生素 E 乳膏至第二天晨起时洗去。隔日 1 次，12 周为 1 个疗程，嘱患者调适生活，注意防晒。

患者内服外涂治疗 3 个月，面部黄褐色斑点逐渐变淡、消失。

按：黄褐斑是一个非常常见的色素性皮肤病。本病多发于中青年女性，好发部位是面颊部、颧部及上额部等处。本病的发病原因并不明确，考虑与日晒、体内激素水平变化等有关系。在中医方面主要是考虑有脾虚、肝郁气滞、肾气虚弱以及气滞血瘀等不同的证型。该例患者因瘀积体内日久，影响气机伸展，出现上述诸症，故用活血化瘀之法，方用血府逐瘀汤加减活血化瘀、行气消斑。血府逐瘀汤实由四逆散、桃红四物汤及桔梗、牛膝组成。四逆散和血疏肝，桃红四物汤养血活血，桔梗载药上行，加益母草活血调经、清热解毒，并加入中药三白"白及、白芷、白茯苓"增强祛斑美白作用。另外，用中药外敷方及维生素 E 乳膏抗氧化起协同作用。诸药合用，辨证治疗，取得了满意的疗效。

二、病案 2

王某，女性，46 岁。2022 年 9 月 11 日初诊。

患者 1 年前因工作失意，下岗在家，且家庭琐事，情志不遂，面部逐渐出现灰黑色斑片，尤以鼻背两侧左右眼眶下为著。伴神疲乏力、食欲减退、失眠烦躁。患者自述，近 5 个月来每次月经均提前 1 周以上，并伴有经前明显的乳房胀痛及腹痛。刻诊：左右眼眶下不规则状对称性灰黑色斑片，满脸散在点滴状黄褐色斑，无痛无痒，纳差倦怠，烦躁易怒，夜寐不安，目窠微肿微青，二便尚调，舌质红，苔薄白，脉虚弦。

诊断：黄褐斑。

辨证：肝郁血虚、脾失健运。

治法：疏肝健脾，和营祛斑。

处方：丹栀逍遥散加味。熟地黄 30 g、柴胡 12 g、当归 10 g、白芍 10 g、茯苓 15 g、白芷 15 g、白术 10 g、薄荷 6 g、酸枣仁 15 g、牡丹皮 10 g、山栀子 10 g、甘草 6 g。每日 1 剂，水煎，分 2 次服，服 6 天，停 1 天，连服 2 个月。外涂方同病案 1。

治疗 2 个月后面部灰黑色斑片及满脸散在点滴状褐斑消失 70% 以上。以原方继续治疗 3 个月，皮损全部消退，颜面肤色恢复正常。

按：黄褐斑是临床上常见的色素沉着于面部而发生的皮肤病，色斑呈褐色或深褐色，有对称性，大小不等，形状不规则，多数色斑界限清楚，如蝴蝶状，俗称"蝴蝶斑"，起病缓慢，病程长，容易反复，难以治愈，属中医学"面尘""肝斑""黧黑斑"等范畴。在临床上要根据患者的色斑情况，以及舌苔、脉象等，综合辨证，再使用相应的方药。该患者肝郁日久，化火生热，煎灼营血，故出现上述诸症，此时用逍遥散已显力薄势单，故选用丹栀逍遥散，既解肝郁血虚，又泻三焦之火，加白芷等内服外洗，有淡化色素、调节内分泌的功效，酸枣仁养心益肝、宁心安神。服用近半年，配合外涂方，使患者告愈。

三、病案 3

患者杨某，女性，41 岁。2017 年 7 月 17 日初诊。

患者 5 年前颜面部出现黄褐色斑点，后逐渐扩展成片。口服西药维生素 C、维生素 E，有一定效果，但日晒后色斑更加明显。曾先后在多家美容院祛斑治疗及使用多种美白化妆品，均无明显效果。刻诊：眩晕少寐，倦怠无力，伴腰膝酸软，身体羸瘦，舌红少苔，脉弦细。

诊断：黄褐斑。

辨证：肝肾阴虚，肾水不能上润肌肤。

治法：滋阴补肾疏肝。

处方：滋水清肝饮加减。熟地黄 20 g、山药 15 g、山茱萸 10 g、茯苓 15 g、牡丹皮 10 g、泽泻 10 g、黄精 15 g、枸杞子 20 g、香附 10 g、山栀 10 g、龟板 10 g（先煎）、知母 10 g。10 剂，每日 1 剂，水煎，分 2 次服。

外涂方同病案 1，并嘱减少紫外线照射等。

二诊时腰膝酸软大减，黄褐斑消失 50% 以上。以前方略加变通，内服、外涂 2 个月有余，颜面肤色基本正常，随访 1 年未见复发。

按：近些年来，由于生活节奏加快和生活环境改变，黄褐斑患者日见增多，中医认为黑色素乃肾虚所致，肝肾阴虚，肝失疏泄，肾水不能上润肌肤，最终面部失荣，而生黑斑。我们用滋阴补肾之法治其根本，佐疏肝之品，共奏补肾疏肝之效。气血和，经络通，则患者肌肤能荣，色斑能除。

第六节　不寐

一、病案 1

孙某，女性，30 岁。2018 年 11 月 17 日初诊。

患者诉失眠多梦 2 个月。患者每日睡眠 3～4 h，不易入睡，多梦易醒，头昏乏力，心悸健忘，口淡无味，饮食减少，纳食不香，时有胃脘隐痛、胀满不适，大便时稀溏，每日 2～3 次，便前腹痛。平素体弱，易感冒，饮食不规律，舌淡红，苔薄白，脉沉细。

中医诊断：不寐。

辨证：心脾两虚。

治法：健脾和胃，养心安神。

处方：党参 15 g、茯苓 15 g、炒白术 12 g、黄芪 20 g、当归 10 g、茯神 15 g、远志 10 g、炒酸枣仁 15 g、广木香 10 g、淮小麦 10 g、生白芍 15 g、肉桂 6 g、五味子 10 g。7 剂，水煎服，日 1 剂。

二诊：患者症状减轻，睡眠每日 4～5 h，食欲好转，便前腹痛减轻，大便日 2～3 次，不成形。舌淡红，苔薄白，脉沉细。上方加淮山药 15 g。7 剂，水煎服，日 1 剂。

三诊：患者睡眠明显好转，时间延长，可达 6～7 h，大便成形，日 1～2 次，食欲基本正常。14 剂，水煎服，日 1 剂。续服 14 剂后诸症悉平。

按：失眠在中医称之为"不寐"，《黄帝内经》中称为"不得卧""目不瞑"。失眠的病因病机较复杂，多与七情内伤、饮食不节、劳倦过度有关。《灵枢·邪客》谓："心者，五脏六腑之大主也，精神之所舍也。"可知本病的病位多责之于心。《灵枢·本神》云："肝藏血，血舍魂""肾藏精，精舍志……"《景岳全书·不寐》中记载："无邪而不寐者，必营气之不足也，营主血，血虚则无以养心，心虚则神不守舍……"《素问·逆调论》云："胃不和则卧不安。"因而失眠与肝胆、脾胃、肾有一定的关系。因此，在临床上治疗失眠主张"从肝论治""从脾胃论治""从肾论治"。随着人们生活水平的提高、聚会应酬的增多，在饮食上经常无节制，表现为：暴饮暴食、嗜食肥甘厚味，从而致使脾胃受损；或者因工作、生活环境的压抑，饮食不规律，长期思虑过度，致使脾胃受损，气血生化乏源，神不得养而致不寐。同时饮食不节，宿食停滞于胃肠，脾胃运化不及，壅滞不通，胃气不和，亦可影响睡眠。此案患者饮食不节，损伤脾胃，导致胃失和降，心神被扰，夜卧难安，故从调和脾胃方面治疗失眠。方中党参、茯苓、炒白术、黄芪益气健脾和胃；当归、白芍养血安神；茯神、远志、炒酸枣仁宁心养心安神；广木香行气化湿；肉桂、淮小麦、五味子温阳健脾，调和脾胃，固涩止泻。

二、病案2

柴某，男性，43岁。2021年6月13日就诊。

患者主诉少寐多梦1年，加重1个月。患者于1年前因工作压力大，出现失眠多梦，持续不解，情志郁闷，曾口服安定片1个月，无效停用。1个月前，又因合作伙伴关系不和睦，呈现病况加剧，每夜睡觉3~4 h，因睡眠不实而来诊治。症见：少寐多梦，情志郁闷，善嗟叹，胸胁满闷，心烦易怒，饮食、二便可，舌淡，舌苔薄白，脉弦。

诊断：不寐。

辨证：肝气郁结。

治法：疏肝理气，解郁安神。

处方：自拟解郁宁神汤。柴胡6 g、当归10 g、白芍10 g、酸枣仁12 g、夜交藤15 g、生龙骨（先煎）30 g、琥珀3 g、石菖蒲6 g、远志6 g、茯苓10 g、炙甘草3 g。共7剂，每日1剂，水煎至400 mL，分早、晚温服。

二诊：药后夜寐好转，每夜可睡6 h左右，心情较前好转，仍有胸胁满闷、嗳气，舌淡、苔白，脉弦。服上方加薤白20 g、瓜蒌10 g、佛手5 g，以加强行气宽胸、和中降逆的效果。共7剂。

三诊：经治疗，患者每晚可入寐6 h以上，睡觉质量好转，心情稳定，胸胁满闷减轻。舌淡、苔白，脉弦。继服二诊处方，去琥珀、瓜蒌，加刺五加10 g、玫瑰花6 g。共14剂，以巩固效果。服完药后不寐康复。

按：现代人不寐首要与情志因素相关，即"情志致病学说"。因为现代社会竞争日趋激烈，人们的生活节奏逐渐加快，学习及工作压力不断增大，社会、婚姻、家庭矛盾日益增多，致使受不良情志影响的人越来越多，而不寐的发作与日俱增。本案属情志内伤，肝气郁结，心气不舒，而致不寐。情志不调，则心情郁闷、善嗟叹，肝经气滞，则胸胁满闷；肝气不舒，心神不安，则心烦易怒，发为不眠。舌淡、苔白、脉弦均是肝郁气滞之象。本证属实证。以疏肝解郁，安神定志为治法，处方自拟解郁宁神汤加减。方中柴胡、当归、白芍疏肝解郁，养血柔肝，缓肝之急；茯苓渗湿健脾，宁心安神；生龙骨、琥珀安神定志；石菖蒲、远志交通心肾，宁心定志；炒枣仁、夜交藤养心安神；炙甘草益气补中，谐和诸药。全方调肝与安神并重，使肝气得舒，心神得安，故药到病除。

三、病案 3

郁某，女性，45 岁。2021 年 4 月 12 日初诊。

患者诉入睡困难、多梦易醒 2 个月。最近寐少有渐加重趋势，晚上几近睡不着觉。并伴有心悸多梦，神疲食少，头晕目眩，四肢乏力倦怠，腹胀便溏，面色无华，月经量多、色淡。舌淡有齿痕，苔薄白，脉细无力。1 个月前曾在地方医院就诊，西医诊断为神经衰弱，口服艾司唑仑片，每晚 1 次，服药 1 周。因服药后头昏恶心，故中断治疗。经朋友介绍，改寻中医诊治。

中医诊断：不寐。

辨证：心脾两虚。

治法：补益心脾，养血安神。

处方：白术 12 g、党参 12 g、黄芪 12 g、当归 12 g、炙甘草 10 g、茯神 15 g、远志 15 g、酸枣仁 20 g、木香 10 g、龙眼肉 20 g、生姜 3 片、大枣 4 枚。10 剂，水煎服，日 1 剂。

二诊：药后患者自觉入睡较前容易，无多梦，肢倦乏力，精神尚可，月经量减少。舌淡，苔薄白，脉细缓。续服前方 10 剂。

三诊：仍有轻度便溏，食欲欠佳，上方加薏苡仁 15 g。继续服用 10 剂，病情基本痊愈。

按：失眠属中医"不寐"范畴，此例辨证要点为睡后不久即醒，再无法入睡，此种特点一般为心血不足，无力养神，用归脾汤加减最有效。这类失眠与血瘀、痰郁导致的失眠不一样。治失眠要针对不同病机用药，才能取效，切忌千篇一律。归脾汤出自《正体类要》。本方功用：益气补血，健脾养心。主治证候：心脾两虚，表现为心悸、失眠健忘、食少体倦、面色萎黄、舌淡、苔薄白、脉细。脾不统血，表现为崩漏，月经提前、量多色淡或淋漓不尽。脾为生化之源而主思，心主血脉而藏神。思虑过度，劳伤心脾，则气衰血少，心神失养。方中党参、黄芪、白术、炙甘草益气补脾；龙眼肉、茯神、酸枣仁养血宁心安神；木香理气醒脾，使补而不滞；生姜、大枣调和脾胃，以资生化。补入当归、远志二味，益增其养血宁心安神之效。诸药合用，健脾与养心并进，益气与补血相融，使气旺血生，则心悸、失眠健忘、神疲倦怠自愈。本病例的病因为劳倦失调，劳倦太过伤脾，过逸少动也可致脾气虚弱，运化不健，气血生化乏源，不能上济于心，以致心神失养而失眠。脾伤则食少纳呆，生化之源不足，营血亏虚，不能上奉于心，致心神不安而失眠。结合患者平素思虑太过，导致心脾两伤，故此方尤为适宜。

第七节　虚劳

一、病案 1

刘某，女性，36 岁。2023 年 1 月 31 日初诊。

患者因面黄乏力 2 年左右就诊。病史：2014 年 2 月出现发热，化验示白细胞轻微减少。2015 年放节育环后，月经量过多。现面黄体瘦，全身虚肿，四肢无力，少眠多梦，纳呆少食，厌食油腻。月经40余日一行，量多淋漓，色紫红。舌苔薄白，舌质淡红，脉沉弱无力。辅助检查：白细胞计数 $2.5×10^9$/L。余无特殊，血红蛋白 88 g/L，红细胞计数 $3.05×10^{12}$/L。

中医诊断：虚劳。

辨证：气血两虚，化源不足。

治法：补脾和中，益气养血。

处方：归芍六君汤加味。当归12 g、炒白芍10 g、党参10 g、生白术12 g、茯苓15 g、黄芪20 g、陈皮6 g、生地黄10 g、菟丝子15 g、生甘草3 g。7剂，水煎服。

二诊：服药7剂，病情好转，白细胞计数，$3.0×10^9$/L，饮食、肿胀均好转，少眠多梦，仍舌脉同前。按上方加合欢花10 g、夜交藤15 g。7剂，水煎服。

三诊：服药7剂，月经来潮，数日血未止，量不多，色紫红，胃纳一般，二便均好，夜眠好转，舌尖红，中白，脉沉涩。证属血虚血热。按二诊方去黄芪、陈皮，加制香附10 g、炒黄芩10 g、败棕榈炭10 g、牡丹皮10 g。水煎服。

四诊：服药3剂，月经即止，全身无力，肌肉颤动，胃纳、二便均调，手指麻胀，舌苔薄白，脉沉弱。气血未复，再拟八珍汤加减。党参15 g、生白术12 g、当归10 g、茯苓15 g、生甘草3 g、炒白芍10 g、生地黄10 g、丹参10 g、龙眼肉10 g、续断12 g、狗脊10 g。14剂，水煎服。

五诊：病情有好转，仍纳少化迟，多睡多梦，四肢无力，头微痛。舌苔薄白，脉沉而无力。按四诊方去狗脊、龙眼肉，加六曲10 g、菊花6 g、菟丝子10 g。14剂，水煎服。

六诊：服药后自觉体力增加，胃纳可，睡眠仍不好，舌脉同前。按五诊方加酸枣仁15 g。14剂，水煎服。

七诊：服药后纳食增进，夜眠转佳，诸症好转。复查白细胞计数增加到 $4.6×10^9$/L。血红蛋白 126 g/L，红细胞计数 $4.5×10^{12}$/L。

按：西医学的白细胞减少症属中医"虚劳"范畴，也称"虚损"。其病积虚成损，积损成劳，主要是脏腑亏损、气血不足所致。有因先天不足，精血素亏；有因饮食劳倦伤脾；房事不节伤肾；以及病后失于调养，导致虚劳。虚劳的特点就是气血两亏为主，因此在治疗上，虚者补之，损者益之，劳者温之，形不足者，温之以气，精不足者，补之以味。中医认为，肾为先天之本，脾为后天之本，根据"气之源在于脾，血之源在于肾"的道理，临床治疗白细胞减少症，先调脾肾。

该病案患者得病2年余，先因发热，后因失血，导致气血两虚，化源受损，医者据其脉症认为，气血为水谷精微所化生，而且脾为后天化源，故应先补脾和中、益气养血，治以归芍六君汤加味，纳食好转，白细胞计数增加，诸症减轻。月经期症见血虚而热，乘机改方，调经养血，经后更用八珍汤气血两补，佐菟丝子、狗脊、续断、龙眼肉、丹参等，益精生血，疗效显著，白细胞计数增至 $4.6×10^9$/L，证候缓解。

注：①虚劳病往往病程较久，疗程较长，慢病缓治，不能急于求成；②虚劳病治疗要重视从补益脾肾入手，有方有守，维护先后天之本，以促进各脏虚损的修复；③要结合临床实际情况，做相关的辅助检查，以便全面掌握病情，加强治疗的针对性，提高疗效。

二、病案2

封某,女性,17岁。2019年5月7日初诊。

患者面色无华,身体消瘦,精神萎靡,午后潮热,脘胁常胀痛,食后加剧,口渴欲饮,唇舌干燥,不思饮食,大便干结,气短自汗,病已2～3年之久。外院查血常规、甲状腺功能、血糖均正常。查:舌苔少中剥,质红,脉弦细数。

中医诊断:虚劳。

辨证:脾胃阴虚,肝木乘之,运化失职,诸脏失养。

治法:调肝和胃,养阴增液。

处方:仿一贯煎加减。沙参10 g、麦冬10 g、白芍10 g、川芎10 g、炒扁豆12 g、延胡索10 g、石斛10 g、地骨皮10 g、青蒿6 g、炒谷芽10 g、火麻仁15 g、甘草3 g。水煎服。

二诊:服药7剂,脘痛减轻,午后尚有微热(体温37 ℃),舌苔薄白露质,边尖红,脉弦细数。按上方去川芎、青蒿,加炒山药15 g、银柴胡10 g、当归10 g。水煎服。

三诊:服药7剂,胃脘及胁下痛轻,食纳增加,二便调,舌苔薄白,边尖红,脉沉细缓滑。乃肝胃未和,虚热未清,宜再养阴和胃、疏肝理气。按二诊方去当归、炒山药、白芍、延胡索、火麻仁,加丹参10 g、炒砂仁6 g(后下)、香附10 g、天花粉10 g。水煎服。

四诊:服药7剂,胃纳转好,阴液渐复,午后身热已,夜寐较好,脘胁痛止,按之也不痛,精神好,体力增强。舌红已减,脉渐缓,病已基本痊愈。按三诊方去天花粉,加炒山药10 g、炒谷芽15 g。水煎服。再服5剂以巩固之。

按:虚劳一症是由脏腑亏损、元气虚弱而致的多种慢性疾病的总称。凡元气不足,运化失调,病久失养,积劳内伤,均可致虚损。虚损证候虽多,但总不离五脏,而五脏之伤不外乎阴阳、气血,临床应以分别阴阳、气血为纲,五脏虚证为目,审证求因。

本例患者症见面色无华、身体消瘦、不思饮食、大便干结、脘胁胀痛、午后潮热,发病长达近3年,舌苔中剥、质红,脉细弦稍数。证属脾胃阴虚,肝气相乘,胃者水谷之海,水谷之精气为营,悍气为卫,营卫充盈,方能灌溉诸脏。今患者肌肉消瘦、面色无华,证是脾虚不能为胃行其津液,肝气乘虚横逆,胃热灼津,久则脾胃之阴益损,不能化生水谷之精微,故午后潮热,日渐成损,难以速愈。治脾胃阴虚致损,应补中兼清,阳中求阴,阴生阳长,才能化源不竭,故用药不可寒凉伤阳,只能用甘润、甘凉之法养益脾胃之阴,不损其阳,兼清肝胆,使中焦得和,升降正常,其损可愈。

三、病案3

李某,男性,54岁。2022年7月7日初诊。

患者肺癌手术后1年余,饮食、二便、睡眠均可,唯周身乏力,目视易疲劳,或感怕冷。白细胞计数$1.5×10^9$/L。查舌质淡,苔薄白,脉沉缓弱。

中医诊断:虚劳。

辨证:气血不足。

治法：补气血和营卫。

处方：当归 10 g、炒白芍 10 g、党参 10 g、白术 12 g、茯苓 10 g、黄芪 30 g、肉桂 3 g、麦冬 10 g、石斛 9 g、枸杞子 10 g、生甘草 3 g。14 剂，水煎服。

二诊：服药后病情好转，白细胞计数上升到 $2.1×10^9/L$，易汗出，舌苔薄白，脉缓弱，仍按上方去石斛，加龟甲胶 10 g、鹿角胶 10 g、浮小麦 15 g。14 剂，水煎服。

三诊：服药后乏力诸症好转，白细胞计数上升至 $3.2×10^9/L$，舌脉同前，仍按二诊方继服 14 剂。

四诊：服药后胃纳欠佳，白细胞计数上升至 $4.6×10^9/L$，舌苔白厚，脉缓弱，目视疲劳大减。按三诊方加炒麦芽 15 g、炒谷芽 15 g。14 剂，水煎服。

五诊：患者述寐食均好，精神较佳，体力也增，白细胞计数上升至 $4.8×10^9/L$，已能从事轻体力工作，遂停药观察。

按：气是人身之动力，血是人身之物质，气与血不可分割。气血即阴阳，无阳不生，无阴不长。脾胃为后天之本，是气血化生的根源。此病例为气血双亏、白细胞减少症。此例中用气血双补法，获得初效，继用龟鹿阴阳并举，疗效比较显著。如此看来，白细胞计数减少一症必须辨证施治，谨守病机，各司其属，有者求之，无者求之，盛者责之，虚者责之，必先五脏，疏其血气，才能取得疗效。如果单纯寻求提升白细胞计数的经验方药，往往验方不验。

第八节 郁证

一、病案 1

盛某，男性，40 岁。2021 年 11 月 17 日初诊。

急躁易怒，右胁胀痛，长期低热，体温维持在 37.5～37.8 ℃，病已年余，胸闷纳少，口干苦，咳嗽、痰少而稠，日轻夜重，头疼目赤，恶心吞酸。舌质红苔淡黄腻，脉弦数。

中医诊断：郁证。

辨证：肝郁化火，侮土刑金。

治法：疏郁清肝，宣肺泻火。

处方：茯苓杏仁甘草汤合左金丸加减。茯苓 10 g、杏仁 6 g、浙贝母 10 g、郁金 10 g、青皮 6 g、枳壳 10 g、黄芩 10 g、白芍 10 g、吴茱萸 3 g、炒黄连 5 g、薄荷 5 g（后下）。7 剂，水煎服。

二诊：服药后低热已平，咳痰胁痛大减，胃可思纳，舌脉同前。按上方去浙贝母、杏仁，加生牡蛎（先煎）20 g、旋覆花（包煎）10 g、丝瓜络 10 g。7 剂，水煎服。

三诊：服药后，诸症消失，低热未发，停药观察。

按：郁证多因郁怒、忧思、恐惧等七情内伤，使气机不畅，从而逐渐引起脏腑气机不和，功能失调，病久入络。《灵枢·口问》曰："悲哀忧愁则心动，心动则五脏六腑皆摇。"因心是主宰，主明则下安，郁怒难伸，肝失条达，横逆脾胃，上扰心肺，下走肠间，外串脉络。忧思不解，曲意难伸，脾失健运，郁而生痰，痰气郁结，湿浊不化，食滞不消，郁久化热。所以元代朱丹溪提出六郁之论。《临证指南医案》中华岫云按："郁则气滞，久必化热，热郁则津液耗而不流，升降之机失度，初伤气分，久延血分，而为郁劳沉疴。"此病例郁病低热缠绵，年余未愈。此例诊为肝郁化火，侮土刑金。忧思郁怒最伤肝脾，木喜条达，不畅则抑，湿土敦厚，不运则壅，不能流贯诸经循行营卫，枢机不利，胆失宁谧，肺失宣降，水道不通。独取苦辛凉润宣通之法，方用茯苓杏仁甘草汤宣肺气化饮，合左金丸辛开苦降，佐以降逆和胃，胁痛大减，低热已平，竟收上焦得通、津液得下、胃气因和之效。依此治郁病，虽未用柴胡、香附等疏郁之品，但取效显著，是因避其辛香温燥，防其劫伤肝阴。

二、病案 2

霍某，女性，70 岁。2023 年 9 月 23 日初诊。

患者胸部气窜、胁肋疼痛半年，加重 6 天，症状日渐加重伴情绪抑郁。患者退休后赋闲家中，甚感空虚、失落，渐至失眠、心烦，在他医处予以柏子养心丸、安定等药物治疗效果不明显。既往有高血压、浅表性胃炎病史。6 天前因生活不顺致胸中气窜，胁肋疼痛不适。刻诊见：精神抑郁，头部刺痛，失眠健忘，口苦而干，纳差腹胀，大便秘结，3~4 日一行，小便频数，腰膝酸软，舌质暗，有瘀点，苔微腻，脉细涩。

中医诊断：郁证。辨证属肝郁气滞、肾虚血瘀。

处方：柴胡疏肝散合六味地黄丸加减。熟地黄 25 g、山茱萸 15 g、山药 15 g、桃仁 12 g、当归 12 g、川牛膝 12 g、茯苓 10 g、泽泻 10 g、牡丹皮 10 g、红花 10 g、赤芍 12 g、川芎 10 g、柴胡 10 g、枳壳 6 g、甘草 6 g、香附 10 g、龙胆草 6 g、香橼 6 g。7 剂，水煎服。同时配合针灸和耳穴贴压法进行治疗，并与患者充分沟通，鼓励其适量运动，保持积极的乐观心态。

二诊：治疗 7 天后口苦口干、纳差、胁肋疼痛症状略有好转，随症加减方药并坚持针灸治疗月余，诸症均有明显的好转。之后以服中成药六味地黄丸和柴胡疏肝散善后。

按：郁证主要病因是情志内伤，与脏气易相密切相关。老年郁病是老年人的常见病。该病严重影响老年人的生活质量。人到老年，则肾气渐衰。肾是脏腑之本，肾虚则他脏失调。如肝失肾阴滋养即"水失涵木"，则肝郁气滞，气滞血瘀痰凝；心失肾阴上承则情志异常。老年病久及肾，病久多瘀，病久必虚，虚久必瘀，肾阳虚则寒，寒凝致痰瘀；肾精血亏少，脉道枯涩亦可致瘀。故以疏肝解郁、补肾化瘀为治法。方中重用熟地黄，味甘纯阴，主入肾经，长于滋阴补肾，填精益髓；山茱萸酸温，主入肝经，滋补肝肾，秘涩精气；山药甘平，主入脾经，"健脾补虚，涩精固肾"，补后天以充先天，三药配合，不仅滋阴益肾之力相得益彰，而且兼具养肝补脾之效；肾为水脏，肾元虚衰每致水浊内停，故以泽泻利湿泄浊，并防熟地之滋腻恋邪；阴虚阳失所致，故以牡丹皮清泄相火，并制山茱萸之温；茯苓淡渗脾湿，既助泽泻以泄肾浊，又助山药之健运以充养后天之本，六药共奏滋补肝肾之效；桃仁红花活血化瘀；柴胡疏肝解郁；枳壳升降上焦之气而宽胸；甘草健脾和中，合芍药可缓急止痛，兼调和诸药，达到行气和血而疏肝；川牛膝通利血脉，引血下行；诸药合用，相辅相成，活血化瘀而不伤血，疏肝解郁而不耗气，适宜于长期服用。针灸穴位中的足三里为足阳明经合穴，阳明经多气多血之经，针之可补血安神；三阴交为足太阴、厥阴、少阴之会。本病主要由情志内伤所引起，故重视精神治疗、心理治疗，对于本病的治疗及预后转归具有重要作用。正如清代叶天士《临证指南医案·郁》中所言："郁证全在病者能移情易性。"

第九节　痹症

一、病案1

蔡某，女性，45岁。2019年6月13日初诊。

患者主诉：颈背及手足冷痛半年余。半年前，患者因涉水淋雨受寒得病，出现颈项冷痛，无头晕头疼，无恶心呕吐，未给予重视，病情渐发展而感觉手足冷痛，自行购买"蠲痹丸、小活络丹、英太青"等药，颈项、手腕、足踝冷痛有所减轻，后逐渐疗效甚微，且有加重趋势。因病情不好转，经他人推荐而来求治，希望中医药治疗。

刻诊：颈背酸楚冷痛，双侧手足麻木冷痛，如浸水中，局部皮肤寒冷感，遇寒风加重，得热痛减，口淡不渴，睡眠可，食纳可，舌质暗淡，舌体略胖大，苔薄白腻，脉弦紧。血沉12 mm/h，抗"O"抗体少于500 U，类风湿因子阴性，C反应蛋白正常，颈椎MRI未见明显异常。

中医诊断：痹症。

辨证：风寒湿痹、气滞血瘀、阳郁厥逆。

治法：温经散寒除湿，活血通阳止痛。

处方：血府逐瘀汤合黄芪桂枝汤加减。附子15 g、干姜10 g、细辛3 g、酒川牛膝30 g、牡丹皮15 g、酒丹参30 g、葛根15 g、酒川芎15 g、薏苡仁20 g、桂枝15 g、白芍15 g、黄芪30 g、大枣30 g、生姜3片。14剂，一剂二煎，日服2次，每次200 mL。

另予艾叶15 g、花椒10 g、红花15 g，煎水热敷，每日1次，每次20~30 min。

二诊：内服外用药后颈项冷痛缓解，手腕部、足踝部冷痛明显好转，四肢末端麻木减轻，晨起感觉乏力，手足困重，或有轻微肿胀。上方加用羌活10 g、独活10 g。14剂，一剂二煎，日服2次，每次200 mL。

三诊：双手足冷痛、困重麻木缓解，仅有手指末端、足背发冷，月经来潮量少。上方去牡丹皮，加用鸡血藤15 g、当归15 g，以增强行血补血、舒筋活络之功。14剂，一剂二煎，日服2次，每次200 mL。

四诊：颈背及手足冷痛基本消失，守方继服7剂，以冀巩固疗效。

按：痹证是正气不足，感受风、寒、湿、热外邪，阻滞经络，闭阻气血，引起肌肉、筋骨、关节等部位酸痛、麻木、重着、肿胀、屈伸不利或关节肿大变形，为临床表现的病证，春秋战国时期，《黄帝内经·素问》设"痹"证专篇，对痹证的病因及证候分类有明确的认识。就病因学而言，认为本病的发生与感受风寒湿邪有关，如《素问·痹论》云："所谓痹者，各以其时，重感于风寒湿之气也。"《素问·阴阳应象大论》曰："年四十，而阴气自半也，起居衰矣。"该案患者年过四十之女性，腠理不密，卫外不固，风寒湿邪乘虚而入，侵袭肌腠经络，留滞于关节筋骨，寒性收引，寒性凝滞，气血痹阻不通，不通则痛，外邪侵袭经脉，首犯太阳经脉，故见颈项冷痛，肢体畏寒；气机为之郁遏，不得疏泄，阳气内郁，不能外达于四肢，久之导致阳气受损，失其温煦之能，故见手足冷痛，遇冷明显，得热则舒；气血不足，风寒之邪乘虚客于血脉，使血行滞涩，运行不畅，致肌肤失于濡养而麻木不仁。患者舌质暗淡，舌体略胖大，苔薄白腻，脉弦紧。亦为阳郁血瘀证之外候。本病辨证为风寒湿痹、气滞血瘀、阳郁厥逆。本证属本虚标实，本虚是阳气内郁，不能外达于肢端，标实是风寒湿邪阻滞气血，脉络不通，故应以活血益气通阳为主，佐以疏风驱寒除湿。此例选用血府逐瘀汤合黄芪桂枝汤、四逆汤加减。温、补、通、调并用，以共奏益气通阳、和营行痹之效。

二、病案 2

贺某，女性，60 岁。2021 年 10 月 8 日初诊。

主诉：双手指肿胀疼痛 18 年，再发并加重半个月。18 年前因劳累后出现双手指关节疼痛、发热，后逐渐出现关节肿胀，类风湿因子阳性，血沉增快，曾多处治疗服用西药、中药汤剂及中成药，病情时轻时重，缠绵难愈。近半个月来，上述症状加重。刻诊：双手指关节疼痛、肿胀，发热（37.3 ℃），神疲乏力，口渴烦闷，尿黄便干。十指关节肿胀略红，趾关节无畸形。舌质淡红，苔黄腻，脉沉弦数。类风湿因子阳性，血沉 20 mm/h，抗"O"抗体少于 500 U。

中医辨证：痹证。

辨证：风湿热痹，肝脾肾失调。

治法：祛风清热祛湿，健脾疏肝温肾。

处方：桂枝芍药知母汤合五苓散加减。桂枝 12 g、茯苓 30 g、猪苓 20 g、泽泻 20 g、白术 10 g、黄芪 50 g、白芍 30 g、制附子 15 g、柴胡 15 g、黄芩 10 g、知母 20 g、防风 10 g、麻黄 3 g、牡丹皮 10 g、炙甘草 10 g。14 剂，水煎服。

二诊：病人服上方后，手指疼痛及肿胀明显减轻，指关节活动较前灵利，红色变浅，尚有口干，饮食及二便正常，无心悸、发热等表现。舌质淡红，苔薄黄，脉沉弦。上方制附子减量为 10 g，加生地黄 15 g。21 剂，水煎服。

三诊：病人服上方后，精神好转，手指肿胀、疼痛、色红均已消失，指关节活动正常，无口干心烦。复查类风湿因子阴性，血沉 11 mm/h。舌质淡红，苔薄黄，脉沉。治疗效果好，上方去麻黄，加当归 20 g、川芎 10 g，继服 14 剂巩固疗效。

按：《金匮要略·中风历节病脉证并治第五》中指出："诸肢节疼痛，身体尪羸，脚肿如脱，头眩短气，温温欲吐，桂枝芍药知母汤主之。"本例患者双手指关节疼痛、肿胀、发热口干、神疲乏力，属于热痹。关于痹证之患，邪之所凑，其气必虚。先决条件是因内在肝脾肾不足，导致外来风寒湿邪乘虚而入，脾虚生湿，肾虚生寒，肝虚生风，寒湿之邪性质属阴，而风性可阴可阳可热可寒。此患者病变关节肿胀、发热，说明在寒湿之中蕴含郁热，寒湿在脾肾，郁热在肝经。桂枝芍药知母汤乃寒热并用，温补脾肾，养肝清热。方用桂枝、白芍为主，合麻黄、防风里可补肝、益营，表能疏散风邪。配伍附子入肾合辛温之生姜，内可助阳温经，外可发表散寒。复用白术入脾，合炙甘草燥湿健脾，其中甘草又可调和诸药。方用知母者，痹证之发，风寒外束，湿寒内动，内外相逼，经络热生，热在经络，寒在骨髓，故配合知母以清经络。五苓散可通阳化湿。两方并用紧扣病机，效果良好。痹证之发病多与风、寒、湿、热之邪相关，故病情呈反复性，病程有黏滞性、渐进性等特点。西医学中的痛风、风湿性关节炎、类风湿关节炎、骨性关节炎均属于本病范畴，临床要辨病和辨证相结合。可据病情给予抗"O"抗体、红细胞沉降率、C反应蛋白、类风湿因子、血清抗核抗体等检查，有助于本病的诊断；X射线和CT等影像学检查有助于了解骨关节疾病的病变部位与损伤程度；心电图、心脏彩超、肺功能等检查有助于诊断本病是否累及脏腑；等等。

第十节　淋证

一、病案1

丁某，女性，28岁。2023年9月15日初诊。

患者反复尿频、尿急、尿痛3年，再发5天。患者5年前始出现尿频、涩、赤、痛，在当地医院诊断为"肾盂肾炎""膀胱炎"，给予左氧氟沙星等治疗好转。嗣后反复发作，并伴腰痛，近5天因过食辛辣，加之劳累后又复发，自服"头孢类"药效果不显，故来诊。刻诊：小便频数短涩，灼热刺痛，溺色黄赤，少腹拘急胀痛，寒热起伏，口干，腰痛拒按，大便正常。舌质红，苔薄黄腻，脉沉细弱数。尿液检测有脓细胞、白细胞及红细胞。

中医诊断：淋证。

辨证：膀胱湿热，久病伤肾。

治法：清热利湿通淋，兼养肝肾。

处方：八正散合导赤散加减。萹蓄15 g、瞿麦10 g、生地黄12 g、车前子（包煎）10 g、炒山栀子10 g、灯心草5 g、淡竹叶15 g、女贞子10 g、菟丝子10 g、赤芍10 g、生草5 g。7剂，水煎服。

二诊：服药后症状好转，尿频止、色转黄，涩痛减轻，无寒热起伏，仍腰痛，口微干，舌脉同前。以原方加川续断10 g、白茅根15 g。7剂，水煎服。

三诊：服药后腰已不痛，偶有小便不爽，舌淡红，苔薄黄润，脉沉细缓。湿热渐清，肝肾未复。仍按二诊方服药7剂，以巩固疗效。

四诊：患者经治疗诸症均除，纳可寐安，嘱清淡饮食，避免劳累。

按：淋证是以小便频数，滴沥刺痛，欲出未尽，小腹拘急，或痛引腰腹为主症的病证。西医学中的急慢性尿路感染、尿路结石、急慢性前列腺炎、乳糜尿以及尿道综合征等病均可出现淋证表现。淋证主要由外感湿热、饮食不节、情志失调、禀赋不足或劳伤久病引起，多由肾虚、膀胱生热所致。如《类证治裁》说："肾虚则小便数，膀胱热则水下涩，数而且涩，则淋沥引痛。"《医家四要》说："热淋者，小便频数，不能流通，溺罢而痛是也，大抵乃由湿热入于膀胱所致。"朱丹溪曰："淋有五，皆属于热。"根据证候，淋病可分为气淋、血淋、石淋、膏淋、劳淋五种。热淋、血淋属于膀胱积热，多用导赤散加味,以清心养阴,利水导热。对久病复发者,前人多以补益脾肾治之,然而复发之由本是肾虚不能固摄,标是膀胱气化不利,湿热未清,若只知清热利水,徒伤肾气,若只顾补益脾肾,有碍湿热,故应标本兼治,清热利水法与滋阴固肾法并用。该例患者有慢性肾盂肾炎、膀胱炎,经常复发,为久患热淋伤肾,本虚标实,用导赤散、八正散加减清热利湿通淋以治标,加炒女贞子、炒菟丝子、炒车前子、赤芍、川续断等补肾固摄以治本,清利与补虚并用,病获痊愈。

二、病案2

杨某,男性,36岁。2018年1月28日初诊。

诉:右侧腰、腹部疼痛,伴肉眼血尿2天。患者诉2天前无明显诱因出现右侧腰、腹部剧烈疼痛,痛引少腹,伴尿频、尿急、尿痛、尿中带血,恶心欲吐,口干。查:急性痛苦面容,腹平软,右中下腹沿输尿管走行方向有深压痛,无反跳痛,右肾区叩击痛明显。小便常规:白细胞(+),红细胞(++);彩超示:右肾集合部见宽约1.3 cm分离暗区,并见多个强回声光团,最大的直径为0.6 cm,右侧输尿管上段扩张。舌红,苔薄黄腻,脉弦滑数。

中医诊断:石淋。

辨证:湿热蕴结。

治法:清热利湿,排石通淋。

处方:自拟通淋排石汤加减。金钱草30 g、海金砂(包)20 g、鸡内金15 g、石苇10 g、泽泻10 g、滑石10 g、车前子(包)15 g、芍药15 g、甘草10 g、小蓟10 g、威灵仙15 g、川牛膝15 g、藕节15 g、生地黄15 g。7剂,水煎服,日2次,早晚分服。

嘱患者多饮水,多做跳跃运动。

二诊:服药后,右侧腰、腹部疼痛减轻,尿血消失,现见右侧腰部偶胀痛,尿频、尿痛,舌红,苔薄黄腻,脉弦滑数。复查小便常规:白细胞(+),红细胞(+)。药已有效,原方加行气止痛之品。处方:金钱草30 g、海金砂(包)15 g、鸡内金15 g、乌药10 g、枳壳10 g、石苇12 g、泽泻10 g、车前子(包)15 g、川楝子15 g、延胡索15 g、乳香12 g、芍药15 g、瞿麦10 g、甘草6 g。7剂,水煎服,日2次,早晚分服。

三诊:服药后,右侧腰、腹部疼痛明显减轻,尿痛消失,小便次数稍频,舌红,苔薄微黄,脉弦。复查小便常规正常。效不更方,续服二诊方7剂,水煎服,日2次。早晚分服。

四诊:服药后,症状基本消失,舌淡红,苔薄白,脉弦。复查B超示左肾、输尿管结石阴影已消失,小便常规正常。继服上方7剂以巩固疗效。

按:淋证的病位在膀胱与肾,与肝、脾相关;基本病理变化为湿热蕴结下焦,肾与膀胱气化不利;病理因素主要为湿热之邪。由于湿热导致病理变化的不同,且累及脏腑器官之差异,临床上乃有六淋之分。该患者属中医学"石淋""血淋"范畴,因其平时过食辛热肥甘之品且嗜酒太过,酿成湿热下注膀胱,尿液受其煎熬,日积月累,尿中杂质结为砂石。治疗当以清热利湿、通淋排石、凉血止血、软坚散结为主。通淋排石汤是治疗泌尿系结石之经验方,临床用之有显著疗效。方中金钱草、海金砂利水通淋、化石排石；鸡内金消坚排石；石韦清热通淋；滑石善利六腑之涩结；车前子、泽泻清热利湿，利尿以助石下行；石韦配威灵仙、川牛膝能清热利湿，引石下行。加小蓟、藕节配生地黄清热、凉血、止血，芍药、甘草缓急止痛。诸药配合，共奏清热利湿、通淋排石之效，使结石排出体外，诸恙若失。

第十一节　盗汗、自汗

一、病案1（盗汗）

何某，男性，63岁。2019年11月3日初诊。

患者因盗汗3年，加重1个月来诊。患者3年前开始出现盗汗，初汗出以胸部及头部为主，腰以下无汗，后逐渐加重，全身汗出。先后辗转治疗多处，汗出时轻时重。近1个月前症状加重，患者近1个月来每于3时左右即开始出凉汗，随之即醒，汗出蒸蒸，常浸湿内衣，五心烦躁，汗后即不能入睡，汗出直至5—6时起床后方止。每日如此，痛苦异常。曾服用谷维素、维生素B_1等西药，效果不明显。平素眠差多梦，纳谷不香，大便时干，2～3日一行。舌质暗淡，苔薄白，根腻，脉细弦。

中医诊断：盗汗。

辨证：阴阳失调，营阴不固。

治法：调阴阳和营卫，佐以固涩止汗。

处方：桂枝加龙骨牡蛎汤加减。桂枝10 g、白芍15 g、大枣10 g、煅龙骨（先煎）30 g、煅牡蛎（先煎）30 g、浮小麦30 g、柏子仁10 g、生姜3片，炙甘草10 g。7剂，水煎服，日1剂。

二诊：药后汗出较前好转，但仍感心烦、睡眠不安。上方加生山栀子10 g、炒酸枣仁15 g。7剂，水煎服，日1剂。

三诊：服药后汗出明显减少，夜间虽有汗出，但汗出一会儿即止，且汗出未湿及内衣，心烦、眠差也较前明显减轻，大便通畅，一日一行，食欲稍差。治疗上以上方去柏子仁，加炒神曲15 g、糯稻根20 g。7剂，水煎服，日1剂。

四诊：患者诉经治疗后盗汗、心烦等症消失，纳寐均可。守方续服7剂以巩固疗效。

按：汗证是以汗液外泄失常为主症的，临床杂病中较为常见的一类病证。不因外界环境因素的影响，白昼时时汗出，动辄益甚者称为自汗；寐中汗出，醒来即止者称为盗汗。盗汗一证，临床上多责之阴虚内热，然而阳虚者亦并不少见。临床切不可拘泥。本案患者为老年男性，盗汗辨证属阴阳失和，营卫不固，营阴外泄。此证虽与张仲景所说"男子失精、女子梦交……"之证不同，然而汗为心之液，汗又为津液所化生，血与津液又同出一源，故有"血汗同源"之说，精与血又可互相转化。因此，失精、亡血、夺汗，其表现虽然不同，而机理则一，失之太过，均可导致阴损及阳、阴阳两虚。治疗与失精、梦交相同，均用桂枝加龙骨牡蛎汤加减，异病同治。用桂枝调阴阳和营卫，龙骨、牡蛎煅用，重镇收敛、固涩止汗。阳能固涩，阴能内守，则汗不外泄，盗汗自愈。桂枝加龙骨牡蛎汤出自《金匮要略·血痹虚劳病脉证并治》，其具有调阴阳和营卫、潜镇摄纳的作用。后世医家应用甚广，疗效颇佳。加入浮小麦养心敛液、增强固表止汗作用，柏子仁养心安神、和胃固卫、润肠通便。诸药合用，随症加减，药证合一，故见佳效。

二、病案2（自汗）

李某，男性，58岁。2019年11月6日初诊。

患者于4个月前患重感冒后，自汗迄今未愈。目前主要症状：白日自汗，稍劳或遇事紧张时汗出更甚，平素体倦乏力，头晕耳鸣，右侧头皮发麻，不能看书报和文件，睡眠较差，每夜服舒乐安定药后才能睡4~5 h，醒来感觉疲乏不适，口干欲饮，手小指发麻，舌质淡红无苔，脉沉细，左关弦。

中医诊断：自汗。

辨证：气阴不足，肝阳上亢。

治法：益气养阴，平肝潜阳。

处方：太子参15 g、石决明（先煎）30 g、珍珠母（先煎）15 g、煅龙骨（先煎）30 g、炒白术12 g、白蒺藜10 g、天麻10 g、瘪桃干15 g、桑寄生15 g、生白芍15 g、木瓜15 g、炙甘草5 g。7剂，水煎至400 mL，分早、晚2次温服。

二诊：服前方后汗出明显减少，头皮及手指发麻亦减，脉弦细，病势初减，再进原方7剂，兼服杞菊地黄丸，每晚临睡前服8 g。

三诊：服药后病势再减，头皮及手指发麻已消失，左关脉微弦，余脉缓和，但入睡困难，乃阴虚火旺，水火不济，原方加酸枣仁15 g，继服7剂。

四诊：经治疗出汗已止，不服安眠药每夜亦能睡6~7 h，脉象缓和，舌质正常无苔，饮食、二便调，续进杞菊地黄丸及生脉胶囊，以资巩固。

按：汗证是指因阴阳失调、营卫不和、腠理开阖不利而引起汗液外泄的病证。临床上将汗证分为肺卫不固、营卫不和、阴虚火旺、气阴两虚等证型。其中，不因天暑、衣厚、劳作而白昼时时汗出者，称为自汗。临床应着重辨别阴阳虚实，自汗多属气虚不固，然实证也或有之。肝脏体阴而用阳，喜条达，故肝阴不足者必见阳亢。本例患者出现头晕、耳鸣，实为阴虚阳亢之征。阳动则风生，故见头皮及手小指发麻。该患者自重感冒后，自汗3个月不止，稍劳动或紧张则汗甚，亦为病后调摄不当，气阴两虚，肝阳易动外候，故予以益气养阴，平肝潜阳为治。服14剂而汗大减，诸症明显好转。继以杞菊地黄丸滋肾养肝，生脉胶囊益气养阴善后调理而收全功。

参 考 文 献

[1] 吴勉华, 石岩. 中医内科学（新世纪第五版）[M]. 北京：中国中医药出版社, 2021.
[2] 李建生, 蔡永敏. 中医经典肺病学 [M]. 北京：科学出版社, 2021.
[3] 郑洪新, 杨柱. 中医基础理论（新世纪第五版）[M]. 北京：中国中医药出版社, 2021.
[4] 方祝元, 孙丽霞. 中医内科名家医案讲析 [M]. 北京：中国中医药出版社, 2021.
[5] 陈湘君. 中医内科常见病证辨证思路与方法 [M]. 北京：人民卫生出版社, 2020.
[6] 李灿东, 方朝义. 中医诊断学（新世纪第五版）[M]. 北京：中国中医药出版社, 2021.
[7] 印会河. 印会河中医内科新论 [M]. 北京：中国医药科技出版社, 2021.
[8] 胡鸿毅, 方祝元, 吴伟. 中医内科学 [M]. 4版. 北京：人民卫生出版社, 2021.
[9] 陈红风. 中医外科学（新世纪第五版）[M]. 北京：中国中医药出版社, 2021.
[10] 颜新, 颜乾麟. 颜德馨用药经验集 [M]. 北京：人民卫生出版社, 2019.
[11] 倪青, 王祥生. 实用现代中医内科学 [M]. 北京：中国科学技术出版社, 2019.
[12] 陈仁寿. 中医临床病证大典脾胃病卷 [M]. 上海：上海科学技术出版社, 2020.
[13] 吕志达. 临床中医心血管疾病诊疗思维 [M]. 吉林：吉林科学技术出版社, 2020.
[14] 张伟. 张伟中医肺病学 [M]. 济南：山东科学技术出版社, 2021.
[15] 张法荣. 齐鲁中医肾病医方集锦 [M]. 北京：华夏出版社, 2022.
[16] 黄燕, 李军, 丰广魁. 实用中医临床脑病学 [M]. 上海：上海科学技术出版社, 2020.
[17] 刘学春, 王诗恒, 王光涛. 名老中医肝胆病验方集萃 [M]. 北京：化学工业出版社, 2021.
[18] 郭淑云, 邵明义, 李墨航. 郭淑云医论医案选 [M]. 北京：科学出版社, 2021.
[19] 刘维. 中医风湿病学临床研究 [M]. 北京：人民卫生出版社, 2019.
[20] 黄桂成, 王拥军. 中医骨伤科学（新世纪第五版）[M]. 北京：中国中医药出版社, 2021.